古方新解新用

董飞侠 著

人民卫生出版社

图书在版编目（CIP）数据

古方新解新用 / 董飞侠著 . -- 北京 ：人民卫生出版社，2025. 1. -- ISBN 978-7-117-37501-6

Ⅰ. R289.32

中国国家版本馆 CIP 数据核字第 2025R82Y94 号

人卫智网	**www.ipmph.com**	医学教育、学术、考试、健康，购书智慧智能综合服务平台
人卫官网	**www.pmph.com**	人卫官方资讯发布平台

古方新解新用

Gufang xinjie xinyong

著　　者：董飞侠
出版发行：人民卫生出版社（中继线 010-59780011）
地　　址：北京市朝阳区潘家园南里 19 号
邮　　编：100021
E - mail：pmph @ pmph.com
购书热线：010-59787592　010-59787584　010-65264830
印　　刷：河北宝昌佳彩印刷有限公司
经　　销：新华书店
开　　本：710×1000　1/16　印张：8　插页：2
字　　数：131 千字
版　　次：2025 年 1 月第 1 版
印　　次：2025 年 3 月第 1 次印刷
标准书号：ISBN 978-7-117-37501-6
定　　价：59.00 元
打击盗版举报电话：**010-59787491**　　E-mail：**WQ @ pmph.com**
质量问题联系电话：**010-59787234**　　E-mail：**zhiliang @ pmph.com**
数字融合服务电话：**4001118166**　　E-mail：**zengzhi @ pmph.com**

著者简介

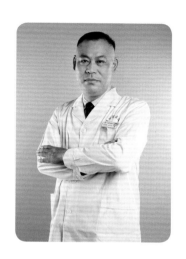

董飞侠，男，1971年生，医学博士，温州市中医院主任中医师（二级岗位），全国中医临床优秀人才，"瓯越英才计划"温州名医，温州市名中医，温州市"新世纪551人才"（第一层次），浙江省"151人才"，浙江中医药大学兼职教授、中医内科硕士研究生导师，美国辛辛那提大学医学中心高级访问学者，美国贝勒医学院肾脏系高级访问学者。

自　序

　　我一直认为中医是简约而不简单的民族文化，是一种基于生命品质的传统文化。父亲是一名民间中医爱好者，受父亲的影响，我从小就喜欢中医中药。父亲年轻的时候，因家穷买不起书，手抄借来的《本草纲目》，带我和姐姐采药，我在八九岁时就认识了柴胡、黄芩、黄芪、甘草、益母草、知母、北沙参、肉苁蓉、牛蒡子、葶苈子等中药，并且略知这些中药的功效。小时候的我生活在内蒙古边远地区，缺医少药，有个头疼脑热，就用这些父亲带我们姐弟采到的中药熬汤，再拔个火罐、十个手指头放血，这几乎成为我们小时候生病治疗的惯例。

　　日后我学习中医，一方面是受父亲的影响，另一方面是高考后填报志愿突然看到了中医学，那时的我根本不懂每个专业是干什么的，我想这个就是未来当医生的专业，所以就填报了中医。从那以后，爱中医，学中医，信中医，用中医，传承中医，一直到今天。

　　也是太喜欢中医了，我才上了半年的理论课——中医基础理论、中药学、中医诊断学，就跟师当时的内蒙古医学院中蒙医系主任，也是我日后的恩师朱宗元教授出诊抄方。朱老师 1962 年自上海中医药大学毕业后支边到内蒙古医学院任教。朱老师经典理论扎实，临床经验丰富，我侍诊案侧三年，跟朱老师学到了中医的精髓与理念。朱老师诊疗疾病与养生保健基本遵循《黄帝内经》《伤寒杂病论》《温病学》《神农本草经》等经典著作。我记得非常清楚，第一次跟诊时，朱老师看一个肿瘤患者，应用了黄芪、生晒参辅助正气，讲述了正气存内、邪不可干的《黄帝内经》思维在免疫力低下患者治疗中的重要性，朱老师的这种衷中参西的学术思想，启发了我从现代医学角度解读中医经典理论的兴趣，也是我机理、辨证、药理三层锚定辨证论治创立的启蒙。

　　我一直坚信中医人一代肯定更比一代好，也根本不相信中医自己培养了自己的掘墓人，这是促使我创立机理、辨证、药理三层锚定辨证论治的根本原因。我想让中医药在客观疗效的评价体系下走向世界。中华民国以前中医的疗效评价体系是建立在症状学基础上的，什么意思呢？就是评价疗效主要是看症状还有没有，吃了药还有症状，评价为没有疗效；没有症状了，评价为有效或痊愈。而现在的疗效评价是以实验室检查和辅助检查为主要基础的，比如同样治疗水肿，张仲景时代，水肿消除则视为病好了；现在不一样，水肿消除了，但一查：蛋白尿（+++），病根本没好，即使大夫说病好了，患者也不接受。所以，比较过去和现在的中医疗效，其疗效评价体系不在一个层面，所以也不能说民国以前的中医水平高，现代的就不如过去的，历史的车轮永远是向前的，长江后浪推前浪。发展中医药不是发发牢骚，喊喊口号。发展中医药一方面应从理解中医文化开始，中医药的文化价值得不到重视，中医药就不会有大的发展。另一方面要精通现代医学基础理论知识与临床技能，具备中医辨证思维模式与现代循证医学模式自由切换的能力，杂合应用，从中医辨证到中医循证双重锚定中医药的疗效，才能发展中医药。

中医药是博大精深的，不过，中医药再博大精深，子孙不学，子孙不发展、不传播，也必会被时代淘汰。人能弘道，非道弘人。中医药只有在根深叶茂的情况下才能传播，否则，就会被连根斩断。所以，一定要有子孙后代学中医药，信中医药，用中医药，爱中医药，传播中医药，中医药才能扎根于百姓的生命里，才会长盛不衰。

一个民族的文化，可以表现为极其多样的形态，却往往有着基本一致的内核。文化的形态可以随着时代的变革而有所不同，但精神的内核往往历久弥新。中医药在中国的土地上发展数千年之久，药物从数百种增加到上万种，方剂从数百首增加到数十万首，文献从医经七家、经方十一家增加到洋洋万种之多，理论的更新、方法的丰富、技术的创新、疗效的提高，自不必言说，但其内在的文化精神一直是稳定的，并且总是贯穿于从理论到临床的各个方面的。从这个意义上讲，中医在它的千年之旅中是变而不变的，变的是形态与数量，不变的是民族文化的内涵与精神。改朝换代是历史上常有的事，但民族文化精神却一直绵延着。敬畏天地、顺应自然，强调伦理与秩序，关注人事、注重整体、主张和谐，是中国人一贯的情结。中医历经数千年而其内在文化精神始终不曾有大的移易，原因也在于此。中医早已深深地烙下了中华民族精神的印记。"天行有常"，并不因尧或桀的作为而变易，而"人以天地之气生，四时之法成"，自当顺应自然，而后可以"长有天命"，这种理念凝聚着中国人独有的自然观念和人文情感，蕴含着中国人一直持守的思维模式与生命哲学，是无法被其他民族或国家复制或嫁接的，是中华民族的文化符号。

中医不仅是一门专科学问，而且是一门综合学问。中医不仅仅治病，还能上通于治国安邦，下通于为人处世。有人说，《金匮要略》类似于一部兵书，从中学会了如何祛邪扶正，也就学会了如何攻守破敌。基于此理念，该书从传统中医药理论与中药药理学结合的角度阐释古方，提示如何遣方用药，运用机理、辨证、药理三层锚定的方法诊治疾病。我希望本书能为读者拓宽中医处方用药思路提供借鉴，也盼望与读者进一步交流，共同提高。

董飞侠

2024 年 11 月

目　录

明理篇

MING LI PIAN

医者，书不熟则理不明，理不明则识不精。临证游移，漫无定见，药证不合，难以奏效。——《医宗金鉴》

一切道术，必有本源，未有目不睹汉唐以前之书，徒记时尚之药数种，而可为医者。——《慎疾刍言》

对于疾病，每个时代有每个时代的认识与标准，在现代医学没有进入中国之前，对于疾病的认识，以四诊能收集到的有限资料和由此得出的症状诊断为主，从整体观念，辨证论治的宏观语境定义疾病。进入高科技时代，医患对疾病的认识不再局限于症状诊断，微观诊断已经占据了优势。从今天的体检报告你可以发现，肺结节、肝囊肿、肾囊肿、子宫肌瘤、高脂血症、镜下血尿，这些无症状的疾病对过去的中医来说根本无法诊断，而现代医学则不然。比如一个肺结节，如果直径大于 1cm，则一般需要手术切除、病理检查，而对于这种没有症状的肺结节，中医通过四诊一般无法发现，更谈不上特殊治疗。所以，在临床实践中用科学的认知方法来认识疾病证治规律很重要。在当代临床条件下，我们面对的问题和患者的需求已经不同。本来中医药学有其自己的理论和实践体系，中医治病是以证候为基础的，但是由于目前的患者和社会对中医的要求是治愈西医层面的生化指标的异常，中医理论指导下的方子对生化指标的作用的精准度就不够了。因此，便需要现代科学作为桥梁去增强中医药对这方面作用的精准性，提高临床效果。

目前中医主导大抵以主观疗效评价为主，以症状改善为主，现代医学主导以客观实验室或辅助检查疗效评价为主，中医以改善主观症状为基础的疗效评价体系很难融入现代医学评价体系。其实二者并不矛盾，中西医结合就是可以发挥各自长处的重要方法。

中医学的理念在今天看来仍不落后。现代医学的很多前沿的方法和理念，包括精准医疗、预防医学、组合药物等等，和中医在几千年前提出的整体观念、辨证论治、养生保健、复方治疗有着异曲同工之妙。提法虽然不一样，理念却趋同。所以说，中医的理念并不落后，相对落后的只是技术，因为当时还没有出现先进的技术。实际上，在中医药发展的过程中，历代中医药人都把当时一些最先进的东西吸收到中医药里，为我所用。

中医和西医各有不同的哲学理念。中医学的科学性不能用西医的科学标准来评价，因为它们是两套不同的体系。

在思维方式上，中医强调的是象数思维、整体思维，西医强调的是直观思维和线性思维；在理论基础上，中医强调脏腑、经络、阴阳、气血，西医立足于解剖、生理、病理；从研究对象上看，中医更强调人的自我感受，西医则更注重器官及相关生理、病理。两者研究的方法、诊断的方法也有区别：西医更多依赖客观的检查；中医讲究"望、闻、问、切"，以外度内。西医强调化学药物、手术；中医除用药物治疗外，还强调整体治疗，包括针灸、推拿、食疗、药膳及导引等综合手段。

所以，这两种医学体系各有各的优势，它们的优势可以互补，但是不能互相取代。

双重锚定辨证从中医辨证论治角度体现中医传统，从现代药理角度展示药物的治疗作用，使中医、西医有机地统一起来，既能改善患者主观症状，又能改善客观指标，无论怎么看都是科学的，合理的，可行的。

临床治病不是非黑即白，不是说从中医角度看病就不能结合西医思维，也不是说从西医角度看病就不能应用中医思维，其实二者是可以有机统一的。

笔者提出双重锚定辨证法希望做到机理上中西医互通，辨证论治上符合中医的基本规则，现代药理上符合科学的解释。在此姑且称"双重锚定辨证法"为"中医现代辨证方法"。

"中医现代辨证方法"这个概念也许会引发许多中医学者的抵触，会被认为是在西化中医，是在变相革中医的命，其实不然。笔者认为，中医从来不会、也不该拒绝接纳能够行之有效的新方法。

在中医走过的漫长的发展道路中，医者需要处理越来越复杂的疾病，甚或是前所未见的疾病，难免会碰到旧方法效果差甚至毫无效果的情况。穷则思变，不同的传统辨证方法正是在医者不断面临挑战的过程中被创立出来并运用到实践中去的，而那些经受过检验的好的辨证方法，便慢慢地传承下来，进入了中医辨证方法的大家庭中。在这个大家庭中，不同的辨证方法可以说都是相对独立的体系，这与我们现在想要引入的，作为中医传统辨证方法的补充的中医现代辨证方法并没有什么不同。

举个最简单的例子——《伤寒论》的六经辨证与温热病的卫气营血辨证。在明清外感温热病盛行时期，医家每每以《伤寒论》创立的六经辨证体系论治温热病，但治疗效果有限，这迫使人们重新思考该如何认识温热病的问题。其中就有天才如叶天士，他创立了卫气营血辨证，弥补了六经辨证的不足，完善并丰富了中医对外感病的辨证方法和内容。这在当时以及之后都难免引起了一些争议，但长时间的实践使这一辨证方法传承了下来。

同样，在当今面对许多复杂的疾病时，光是运用已有的中医传统辨证已经显得捉襟见肘，为中医引入更新的、更现代的辨证方法应当说是自然而然的。从前我们接纳了温热病卫气营血辨证，现在我们也应当给中医的现代辨证一个更开放的态度。

讲到这里，笔者想起曾在《看不见的彩虹》一书中读到过的一个故事，这个故事使我本人重新认识了中医该如何看待不同的辨证方法之间关系的问题，更使我深刻认识了关于中西医孰优孰劣之争，中西医两种不同世界观孰对孰错之争。

这个故事改编自"盲人摸象"，叫作"盲人科学家研究大象"。说有一个盲人的世界，这个世界上所有人，包括他们的祖祖辈辈，都是盲人。他们的世界也有许多杰出的科学家，在孜孜不倦地追求真理。某一天，他们的世界突然出现了一只大象，这只大象比我们这个世界的大象要大很多，有一幢大楼那么大。这自然成了那个世界的头条新闻和科学研究的热点。于是在那个世界里的三个杰出的研究组对该大象展开了科学研究。

A 教授的研究组从大象的牙开始研究，他们做了大量的精密测量，又对实验数据做了精细的计算，再从理论上和哲学上进行反复讨论，最终提出了著名的"胡萝卜假说"。他们认为大象就像是一个巨大的胡萝卜。根据"胡萝卜假说"，A 教授大胆预言，在大象的上部还应该能找到胡萝卜的叶片。可以想象，当他们摸到大象耳朵的时候，会有多么激动，因为这就是对他们光辉理论的可靠证明。

几乎同时，B 教授的研究组从大象的腿开始入手研究。他们发现大象好像是一根大树的树干，所以他们首先提出了"大树理论"。然而随着研究的深入，他们很快就遇到了另一条腿，于是根据最新研究结果，他们将"大树理论"修改更新成了"树林理论"，或称为"广义森林理论"，它在特殊情况下就退缩成了"狭义树林理论"。也可以想象，当发现第三条、第四条腿时，他们会有多么激动，因为这就是对他们光辉理论的可靠证明。

C 教授是 B 教授早期的学生，他从他导师提出的"树林理论"开始，经过长期研究，发现一共只有四根大柱子。他们还发现这四根柱子正好在一个矩形的四个顶角上，更重要的是，这个矩形中的温度与外面不一样，似乎是有什么东西可以屏蔽从上面来的温度干扰（请注意！他们没有用太阳一词，因为他们从来没有见过太阳）。所以，C 教授大胆修改了"树林理论"，提出了"大桌子理论"。当某一天他们终于爬上大桌子的顶部时（当然就是大象的背部），该多么激动和兴奋，因为这就是对他们光辉理论的可靠证明。

这个故事讲到这就足够了，B 教授的"树林理论"和 C 教授的"大桌子理论"就像我们中医的伤寒六经辨证和温病卫气营血辨证一样，两者从同一个起点出发，发展出了不同的结果。而 A 教授的"胡萝卜理论"又可以比作我们的现代医学，它完全不同于中医对人体的认识，"胡萝卜"和"树林"可以说是天差地别，然而这所有理论，其实都对，也其实都有局限。

在故事的那个世界，我们相信，随着科学的进一步发展，他们终会意识到三个教授的理论都还是"狭义理论"，如果他们运气好，那么他们就有可能建立一个"广义理论"或称为"统一理论"，到那时，也许盲人世界的科学家才真正接近这只大象的真容。

而在现实的我们这个世界，关于中医自身的发展，中西医的结合发展，乃至未来世界医学"统一理论"可能的出现，都需要我们努力创新，大胆假设，小心验证。而本书，正是想要在这医学发展的过程中，迈出个人尝试的小小的一步。

一、传统辨证的主要内容

中医学以《黄帝内经》（简称《内经》）等为源头，发展了近千年，可以说是枝繁叶茂。在不断创新与实践中，历代先贤总结出的主流的辨证方法有八纲辨证、病性辨证、病位辨证。其中病性辨证又包括了六淫辨证、阴阳虚损辨证、气血辨证、津液辨证；病位辨证则包括了脏腑辨证、六经辨证、卫气营血辨证及三焦辨证。

八纲辨证以阴阳为总纲，又分表里、寒热、虚实，在诊断各种复杂疾病的过程中起到执简驭繁的作用。可以认为，八纲辨证是其他辨证方法的基础，是具有指导性质的基本辨证方法。可也正因为如此，其对于疾病的认识是不全面也不具体的。

于是病性辨证在此之上提出了更有针对性的方法。尤其是六淫辨证，分别探讨了风、寒、暑、湿、燥、火六类病邪致病的特点与辨证方法。阴阳虚损辨证、气血辨证、津液辨证则从人体物质基础的角度进行归类总结，细化出了疾病的更多特点。

但光有对疾病病性的认识仍然是不够的，故又将病位辨证补充进中医诊断体系。最终所有这些八纲、病性、病位辨证，融于一体，便是如今中医学在临床实践中最常运用到的脏腑辨证。按《中医诊断学》的分类，脏腑辨证分在了病位辨证之中，但笔者认为病位辨证不能完全涵盖脏腑辨证的内容。例如，脏腑辨证脾虚湿困一证，其内涵很显然是涵盖了八纲辨证虚实、表里的相关内容，也涵盖了病性辨证中六淫湿邪及阴阳气血虚损的相关内容，同时包含了病位辨证的内容。

至于六经辨证，经由后世的发展，应用范围不断扩大，已经成为另一种独立的辨证体系，将各类临床症状归类并配以方药，以方证对应的思想简化了中医临床诊治的难度。而卫气营血辨证及三焦辨证则主要专注于温热病这一专科，此两者的内涵其实也并不能简单地用病位辨证来概括。

总而言之，我们将要讨论的传统辨证，其内容主要包括了基于八纲、病性、病位而来的脏腑辨证、另成体系的六经辨证，以及以卫气营血辨证、三焦辨证为代表的专科辨证方法，而这些也可说是当下最为主要应用于临床的中医传统辨证方法。

二、传统辨证总体上的优势

中医的传统辨证方法，从总体上来讲，具备两个明显的优势，即整体性与动态性。

整体性可以说是整个中医学的特色和优势，而具体到辨证方法这一个角度来说，不管是脏腑辨证，还是六经辨证，或者其他辨证方法，都是从整体观念出发来看待疾病的。医者在辨证分析的过程中，需要纳入考虑的资料不仅来自患者疾病所在的局部表现，更来自整个人体其他部分的特殊表现，或者来自外部自然环境。更形象地说，在进行传统辨证的过程中，我们会尽可能地纳入各种资料，以期能够描绘出一个接近真实状态的完整的患者，而不是通过分析资料将患者套入到某一疾病的框框中。正因为如此，经过传统辨证而得出的具体结论——证，是对患者真实疾病状态的理论化，是充满细节的整体描绘。

接下来，我们以脏腑辨证为例，用一个具体的、简单的例子试着感受所谓辨证的整体性。

假设现有一名患者，主要因腹泻求诊。从整体性的要求出发，我们将要采集更多资料来帮助辨证，而在采集资料的同时，辨证的过程就已经在同步进行了，这整个过程其实有点像素描。

首先是脉诊、舌诊。这两项资料，从其性质来说就是一种整体性资料。该患者舌淡稍胖、苔白，脉稍弦且力弱，从舌脉资料我们首先有了大致的方向，该患者属于阴证、虚证、里证、寒证这一派。就好比我们要画一个石膏人像，首先就是在纸上画个"工"字，简单几笔先确定画像的长宽。

下一步就是在"工"字范围里给人像勾勒轮廓。患者除腹泻的主诉外，一定会有更多的"次诉"，而整体性要求我们不要轻易忽略一些信息，即使这些信息也许看起来和消化系统并不相关。该患者自诉平日里胃口不好，常胃胀、胃痛，工作压力大，经常应酬喝啤酒，大便长期不成形，每到冬季手脚冰冷，夏季又怕热易出汗等。到这里，我们已经差不多能够认识到患者的日常"疾病"状态，即此次腹泻发作前该患者的基础状态，属于饮食不节、情志不畅导致的脾胃虚弱、肝气欠条达、肝木时犯脾胃、中气虚营卫不调等这一类。相较于上面的虚证、寒证来说，首先，具体化了虚证的部分，其次，细化了虚中有实的实证部分。

临床诊治过程少不了问诊。询问患者近日腹泻有无明显诱因，腹泻的频次，大便的量、质、色等，是否伴腹痛等具体细节以便掌握更多信息。该患者昨晚工作应酬饮啤酒数瓶，到家即腹泻一次，量多、质稀、色黄，当时伴有腹痛，泻后痛减。今日又泻两次，量可、质稀、色黄，稍有腹痛，泻后自觉乏力。由此我们相当于给已经有了轮廓的人像添加了五官、微表情等更具体的细节。患者长期处于中气虚营卫不调的状态，其中又以脾胃虚损为主，并伴有工作压力导致的长期情志不舒，此次骤然饮酒伤胃，脾胃虚上加虚，肝气虽弱也能乘虚犯胃，综合作用，导致又痛又泻连作数次，但痛并不剧烈。最终我们给画像取名肝郁脾虚证。

此例其实是很简单的一个证，我们需要的资料也并不多，但已经包括了患者日常饮食、工作情况等，其整体性非常突出。除了脏腑辨证，其他中医传统辨证一样具备这样的整体性，而这种辨证上的整体性，给中医在下一步的疾病治疗上带来了独特的临床优势。

动态性是中医传统辨证的又一核心思想。人的内外环境总是处于动态平衡之中，患者的疾病状态也同样是时时刻刻在变化的，也许一些变化不足以产生质变，但这并不是忽略变化的理由。笔者认为，只有对疾病变化有了更精细的掌握，才能对疾病治疗效果拥有更切实的把握。因此，对于中医"证"的概念，教材非常强调"证"是对患者在疾病过程中"某一阶段"状态的总体概括，这突出强调了证所具有的动态性。这种动态性与现代医学对一些疾病进行的分期、分型还有所不同。现代医学的动态性体现在区分同一个疾病在时间线上的不同表现，而中医传统辨证的动态不仅包含了这种时间上的动态，更强调了同样的疾病在作用于不同客体时表现出的不同的症状，即客体的动态性。

同样，我们试用简单的六经辨证的例子来分别说明中医传统辨证的客体动态性和时间动态性。

要说明客体的动态性，其实非常简单。大家学习《伤寒论》最为熟悉的就是太阳病篇，而太阳病篇最熟悉的一定是太阳病提纲和麻黄汤、桂枝汤这两首方剂。仲景只用了"太阳之为病，脉浮，头项强痛而恶寒"一句，就描绘出了一个伤寒初起，处于太阳病阶段的患者的大致轮廓。接下来，就要在轮廓内添加更多更具体的细节以明确患者患病后的真实状态，而这就是辨证的客体动态性所在。对于同样患伤寒并且属于太阳病阶段的客体来说，不同的客体与同样的因素互相作用会产生不同的结果，有的患者表现为汗出脉缓，而有的患者表现为无汗脉紧且头身疼痛。对于这两种患者，我们可以分别辨证为太阳中风与太阳伤寒，辨证一出，治疗便水到渠成，分别予以桂枝汤或麻黄汤。不仅如此，《伤寒论》在这两大类之上还阐述了更多更细化的辨证，以桂枝汤这一类来说，若患者同时伴项背僵硬不适，予桂枝加葛根汤；若伴有气喘，予桂枝加厚朴杏子汤；若汗出不止，四肢拘急难屈伸，予桂枝加附子汤；等等。如此细致辨证，再加上细致的方药调整，才保证了中医在临床上能达到显著的疗效。

而这种细致，也同时体现在时间动态性上。相对于简单地将疾病分为几型或者几期来说，中医在传统辨证的时间动态性上更进了一步，不仅有对疾病总体上进行三阳病三阴病的六经病归纳，更有对疾病在发展转归上的六经病传变的总结。除此之外，还非常注重疾病发展过程的中间状态，例如太阳与阳明合病、太阳与少阳合病、三阳合病、阳明与少阳合病等。可以说，传统的六经辨证体系将整个伤寒病的过程从初始到最终完整地连成了一条线，而不是简单归纳出六个线段。

正是这样，在中医传统辨证过程中，客体动态性与时间动态性被同时运用，有机结合，传统中医辨证体系突出的优势——动态性展现得淋漓尽致。而在此之上，动态性又与整体性共同构成了中医传统辨证方法在总体上非常突出的两大明显优势。

三、传统辨证自身独特的优势

简单描述了中医传统辨证在总体上具有的两大优势后，笔者还想更进一步地讲一讲不同的辨证方法各自所具有的独特优势。这些内容笔者将从脏腑辨证体系、六经辨证体系及以卫气营血辨证为代表的专科辨证体系这三个方向来展开叙述。

首先，依然是讲脏腑辨证体系。从中医诊断学教科书介绍各传统辨证方法所用的篇幅就可以看出，脏腑辨证是最为重要的、临床运用最为广泛的、我们最需要掌握的辨证方法，之所以其能占据如此重要的位置，笔者认为最主要的原因就是脏腑辨证体系具备一个得天独厚的优势——它是中医医学体系"亲生"的。

中医医学体系对脏腑辨证的支持可以说是巨大而全面的，其主干知识几乎全都围绕在一个以五脏为中心的理论体系周围。比如，中医哲学理论的阴阳五行学说与脏腑是紧密关联的；又比如，中医医学理论的脏象、经络学说也与脏腑息息相关；还有中医诊断学中的舌诊，将舌头不同部位的表现分属不同脏腑，脉诊，将左右寸关尺六部脉分属不同脏腑；就连中药的性味归经、功效主治都与脏腑"如胶似漆"。可以说，中医绝大部分知识的"基因"与脏腑辨证的"基因"是同源的，也正因为如此，拥有这样完整的理论支撑，脏腑辨证几乎能够"应对一切"。而事实上也正是如此，合理运用脏腑辨证不仅能很好地对常见疾病做出证的诊断并给予对证治疗，对于少见疾病甚至从未见过的疑难杂症，也能依靠脏腑辨证及其背后森罗万象的中医理论体系通过蛛丝马迹找到诊治的角度。

虽然体系完备是脏腑辨证的巨大优势之一，但是理论永远不能脱离实践而存在，这就要谈到脏腑辨证的另一大优势——海量的实践经验。

从古到今，在中医的诊治过程中，脏腑辨证一直扮演着重要的角色，这也导致大量的实践经验都是基于运用脏腑辨证而产生的。这些经验经由前辈

先贤们的不断总结最终汇聚成为成熟的、有效的临床诊治思路或者方法，比
如"见肝之病，知肝传脾，当先实脾"，又比如《医宗金鉴》所述的"故治
肝虚、脾虚之病，则用酸入肝，以补已病之肝，用焦苦入心，以助不病之
心，用甘入脾，以益不实之脾"的隔二、隔三之治法，等等，不胜枚举。当
然，除了诊治的思路及方法外，许多著名的、疗效上佳的方剂也是依照脏腑
辨证来构思、组合而成的，比如"龙胆泻肝汤""逍遥丸"等。于是，融入
了经由长时间反复验证的无数医者实践经验的脏腑辨证体系，就成为了那个
巨人的肩膀，而我们要做的就是，站到巨人的肩膀上去。当然，必须要承认
的是，要学习脏腑辨证及其涉及的完整知识体系和相关海量的实践经验是很
有难度的。

相对于脏腑辨证的完备知识体系和海量实践总结来说，六经辨证体系就
显得非常精简而实用。我想这也正是医圣张仲景写《伤寒杂病论》的初衷，
希望医者能有一本可以直接应用于临床的、执简驭繁的"指南"。因此，六
经辨证体系就具备了一个显著的特点——淡化理论，强化应用。大家在中医
的学习过程中，一定都有过这样的疑惑，"中医理论对于疾病的认识和解析
好像没有一个统一的标准"，"一个疾病总是可以有不同角度的认识，而其相
对应的治疗就会出现很大的差别"，也正因为如此，中医的理论成为许多人
抨击中医不科学的着力点，而六经辨证则在一定程度上规避了这一点。我们
可以看到，在《伤寒论》原文中很少提及对于一个疾病该如何从理论上认识
和解析，反而更加注重如何辨证精准、如何鉴别类似疾病及如何选方用药，
例如原文第73条述"伤寒汗出而渴者，五苓散主之；不渴者，茯苓甘草汤
主之"，可以说全书重点都在于应用，而不在于死钻理论的牛角尖。这样的
辨证体系，极大地简化了医生在临床处理问题时的思维过程，也极大地规范
了医生的处方用药，相当于是给中医的临床诊治提供了一个可参考的标准。
在这个标准中，我们大可不必再在辨证的同时费心于那些弯弯绕绕的理论，
不必纠结于可能出现的理论矛盾点，我们只需遵循"指南"的引领，远远避
开理论的漩涡，规范而准确地开出那个合适的处方。至于疗效，古人诚不我
欺，在六经辨证体系指导下的经方临床实践运用中，其最终疗效确实是如桴
击鼓。因此，六经辨证的"淡化理论，强化应用"的特点，可以说就是六经
辨证显著的优势。

同时，随着后世的实践、总结与发展，作为针对伤寒的专科辨证方法的

六经辨证，其应用范围不断扩大，并渐渐演化出了基于六经辨证体系的、现在流行的方证思想。方证思想最核心的观点就是"抓主证"，这一核心观点其实就是六经辨证体系的另一个优势。

我想大家作为医生，没有人会不希望患者的疾病痛苦能够去除，没有人不希望这个治疗的过程能越快越好。但当我们面对一个情况复杂的患者时，当我们面对杂乱无章的辨证资料时，不得不承认，要准确而全面地辨证是很困难的。这种情况下，抓主证就能够很好地帮助我们分解出疾病的治疗步骤。我们大可不必强求开一个处方来全面照顾到患者的所有情况，我们只需要抓住患者的主要症状，以六经辨证方法辨出一个主证，并着重处理这一主要矛盾即可。我们不必担心由于忽略次要辨证资料而导致对最终疗效有所影响，因为在六经辨证体系下，经方所能带来的可预期的、上佳的临床疗效给予了"抓主证"方法非常强大的支持和保障。此后，待到主要矛盾解决，之前的次要矛盾就成为新的主要矛盾，我们仍采用同样的办法继续辨主证。如此分层治疗，将复杂疾病层层分解，患者的矛盾便依次得到解决，直至康复，妙哉。

最后，我们再来讲一讲专科辨证方法的优势。顾名思义，专科辨证即是专门针对特定范围内相关疾病所采用的辨证方法，那么自然而然，它的优势就会集中体现在"专"这一个字上面。

就以温热病来说，其相对于其他外感病，具备许多全新的特点，包括起病急、病势猛、进展迅速、具有传染性等。而且，一旦有患者患上了这种病，他所表现出来的症状、体征也有许多是一般外感病不会出现的，例如斑疹、白痦。这一特征尤其突出体现在舌象上，温热病患者的特异性舌象如积粉苔、白碱苔、白砂苔、白霉苔，若是简单地以白苔为寒、为湿来辨证，其后果可想而知。综合上述提到的，再加上许多没提及的专病知识，在一般的辨证体系中可能完全没有涉及，又或者尽管有所提及但归纳总结得不够全面，而这些都将不可避免地导致医生在临床辨证治疗时犯下错误。

噫！人命关天，此事难为。于是，天才如叶天士，创立卫气营血辨证这样的好办法，用来作为对温热病诊治的补充。其在大量诊治温热病的基础上，将温热病总结为卫、气、营、血四个病理阶段，并对一些特异性的辨证资料进行详细的归纳，为当时及后世诊治温热病提供了行之有效的辨证方法。同时，这一全新的专科辨证体系不仅带给我们对外感疾病更全面的认识，也给我们扩充了全新的专科治疗思路，即"在卫汗之可也，到气才可清气，入营犹可透热转气……入血……直须凉血散血"。三焦辨证等其他专科辨证方法都是同理，"专"就是它们最不可替代的优势。

四、传统辨证劣势之处

中医在传统辨证方法上确实具有很多的优势，但不可否认的是，它也存在相应的劣势。接下来在探讨关于中医传统辨证的局限性时，笔者意仅从总体上出发来做阐述，而不再具体分析各个传统辨证方法自身的独特劣势。之所以会有这样行文的考虑，在于笔者认为，讲优势是为了继承，继承的时候我们应该对所要继承的知识的优势有一个更细致的理解，以便在运用时能够游刃有余；讲劣势的目的在于发展，发展的时候我们应该对所需要发展的不足之处有更宏观的认识，以便在创新时抓住要点。因此，下文将会重点着墨于目前存在的这些传统辨证方法共同的劣势，即传统辨证的通病。这些通病是目前各传统辨证方法之间无法做到相互补充、互相完善的关键，也是我们引入全新的中医现代辨证方法的土壤、雨露与阳光。

笔者所认为的中医传统辨证存在的通病大致有如下两个方面。

第一个方面与辨证资料有关，可以概括为资料的主观性及资料的局限性。中医传统辨证体系所纳入的有效辨证资料，无论是患者的自觉症状，或者是医生四诊获得的资料，都不可避免地带有很大的主观性。从患者的主观感受方面来说，大家很可能有过这样的体会，有些患者对于自身的感知比较迟钝，当他处于发热的状态时，其本人也许并没有明显的感受，而此时若测量患者体温，往往已经有所升高了。从传统辨证的角度来看，面对这类不敏感的患者，我们将很可能会丢失很大一部分的辨证资料，比如上述的发热，又比如头痛、胸闷、腹胀等，而资料的缺失对于下一步的辨证一定会产生影响。另外，从医生四诊获得资料的角度来看，我们会发现，资料的主观性体现得更加明显。比如望诊望面色资料的采集就存在医生的主观判断，患者的面色红不红、黄不黄、苍白不苍白等。同理，望舌也是如此，但凡患者的舌象不是非常典型，那么所采集的资料就不可避免地会出现差异，不同医生很可能会采集到不同的舌象资料。这一点在脉诊上体现得更为突出，患者脉象浮、沉、迟、数、弦、滑、濡软等等，皆在于医生三指之间的细微感受，要以医生的主观感受来判断脉象既有很大的难度，也有很大的不确定性，故古有云："脉理精微，其体难辨""心中易了，指下难明"。

因此，我们可以想象，由于辨证资料存在患者角度的主观性和医生角度的主观性，其最终输入我们传统辨证方法系统中去进行辨证的数据，其实是有误差的，所谓"差之毫厘，谬以千里"。而这也正解释了为什么同一个患者，多处求医问药，其得到的诊断会有差别，接受的治疗存在不同，甚至选方用药完全不一样。因此，中医辨证方法这个"大家庭"，亟需引入"新成员"，就像例子中提到的"测量体温"那样，既能解决来自患者的主观性问题，也能解决来自医生的主观性问题。

关于"新成员"我们留待后文再做全面介绍，接下来说说资料的局限性问题。

临床实践中，常会遇到这样的情况，一位看似正常的成年人来医院做一系列的体检，结果发现自身患有某某疾病，而奇怪的是，该患者没有任何不舒服的主观症状，并且通过中医传统的四诊也采集不到有意义的资料。在肾脏病方面，这种情况可以说并不少见。许多慢性肾炎患者自身其实并无不适症状，舌苔脉象等也都属正常范围，只是由于定期体检或偶然才查出有尿蛋白、尿隐血等实验室数据的异常。遗憾的是，我们现有的各传统辨证体系，都没有将这些实验室检查的数据纳入到考虑范围内，而这使得传统辨证方法在类似情况下陷入了几乎无证可辨的尴尬境地。没了辨证资料，医生无法凭空变出一个证来进行治疗。因此，我们说传统辨证方法所纳入的资料是不全面的，而之所以会有这样的不全面，原因在于传统辨证体系所关注到的辨证资料，都是外在的、是能够表现出来并被医生观察到的。比如舌象，必定是患者内在五脏六腑等的运转出现了足够产生质变的病变，才会在舌头上出现有意义的舌象资料，并被我们观察和采集到；又或者说尿血，只有当患者尿中红细胞达到了一定的量，才会改变尿的颜色，才会被肉眼观察到。那么，假如患者体内的病变仍处在早期的量变阶段，假如还未出现肉眼血尿，假如无法采集到辨证资料以供进行传统辨证时，难道就可以称之为正常了吗？答案显然是否定的。

所以说，在临床诊治各类患者时，我们仅仅靠那些外在的、已经表现出来的资料来辨证是远远不够的。我们更应该关注到那些内在的、细微的变化，只有更全面地纳入辨证资料，才能更好地做到见微知著、防微杜渐，才能真正意义上做到"不治已乱治未乱，不治已病治未病"。

以上，讲完了传统辨证方法劣势的第一个方面，而传统辨证劣势的第二个方面就是过于重视证的判断而轻视了病的研究。

回顾上文，其实不难发现，无论是讲传统辨证的优势还是劣势，所有的讨论都仅仅局限在证的范围内，并没有在疾病的层次上有过多篇幅，而这就与传统辨证的"偏心"一模一样。可以说，传统辨证花费了极大的精力用于研究证的判断，并且将海量收集的资料都归纳、总结成了不同的证，而不是病。一般情况下，如此辨证治疗确实有很好的疗效，中医也因为对"证"的细致研究而独具特色。于是乎，历来的医家皆非常重视证，力求准确辨证，关于疾病层面的研究就渐渐地被轻视了。

但病就是病，病不是证，病也不是仅仅用证就可以替代的。举个具体例子，一位胸腺瘤的患者，由于瘤体压迫到了支配上肢皮肤汗腺的交感神经，导致该患者手心常常出汗，并且汗出严重，就这样一位临床主要表现为手汗症的患者，若以传统辨证方法来论治，笔者相信无论将其辨得多么"天花乱坠"，也几乎不可能取得令人满意的结果，患者的手该出汗肯定还是出汗。问题的症结在于，传统辨证在此类情况下只看到了证，却没有对在证之上的病有一个更清晰、更全面的认识。

所谓"此类情况"并不少见。我们不能否认传统辨证其实涉及了"病"这个概念，但是传统辨证体系内的这个"病"往往不是一般意义上的那个"病"。这个"病"很大一部分都是以一个症状或者体征来命名的，比如心悸病、眩晕病、呕吐病，正是由于对证的重视、对病的轻视，以致在给病命名的时候都显得有些"敷衍"。而这些以症状体征来命名的所谓的病，其性质也实在是不太稳定。就像同样是患有高血压的患者，有的人表现出头痛，以传统辨证来看就是头痛病；而有的人不头痛但是有头晕，于是诊断又变成了眩晕病。

但若我们跳出传统辨证的"此类情况"，来看许多现代医学意义上的疾病，其在疾病的整个过程中是有一个不变的基调的，通过这个基调来做诊断，就不会像前文的诊断那样混乱。同时，实践经验告诉我们，这些现代意义上的疾病是可以用中医的思维去认识和研究的，我们也能够从中医的角度找到这些疾病在整个发展过程中的底色，并且总结出应对底色的底药底方。因此，笔者认为，中医在疾病层次上的辨"证"治疗还大有可为。

全小林院士团队提出，以中医药学为主体，融合现代医学研究成果与技术方法，创新中医药临床诊疗模式，丰富中医药理论体系，是现阶段中医药创新发展的一大重要方向，然而现代医学背景下的中医药传承创新工作还存在中医传统辨治模式与现代疾病临床诊疗难以有机融合、中医宏观辨治思路与现代医学微观理化指标不能精准对接两个关键问题需要解决，据此他们提出"两个重构"（即重构现代中医诊疗体系与重构现代中医本草体系）理论框架，通过借鉴现代医学疾病认知，继承传统中医审病思维，对现代疾病进行中医分类分期分证，进而可实现现代中医诊疗体系的重构；同时通过吸纳现代药理研究成果，融汇中药传统功效认识，构建方药量效理论框架，推动现代中医本草体系的重构①。有鉴于此，从上述传统辨证两个方面的不足出发，笔者分别提出了中医微观药理辨证和围方辨证这两种方法。

五、中医微观药理辨证和围方辨证

中医微观药理辨证和围方辨证是对传统辨证的有效补充，是双重锚定辨证法的主要内容。中医微观药理辨证用于针对资料的主观性问题和资料的局限性问题，围方辨证用于针对疾病层面的辨证诊治问题。

微观辨证是借助现代科学技术和手段，从人体的不同层次和水平，如系统、器官、细胞、亚细胞、分子等层次去阐明证候在结构、代谢、功能诸方面的物质基础。寻找对证候具有诊断价值的微观指标，建立证候的诊断标准，相对于依赖"四诊"以获得信息的宏观辨证而言，可称之为"微观辨证"。其优越性在于应用现代科学的定性及定量指标加深对疾病和证候的认识以指导治疗，可以促进辨证诊断规范化和标准化，有助于临床医疗和临床研究中更为客观地评价疗效。

微观辨证是用于"无证可辨"（指有病而无证）、证候不太明显（有若干症状而未能构成证）、证候复杂以致辨证困难的情况，亦用于某些疾病的发展过程中有微观的变化而未能形之于外的所谓隐性的"证"。辨证微观化需要对"证"的微观基础进行大量探索性工作，以求得具有规律性的内容。

---

① 丁齐又，赵林华，宋斌，等. 两个重构——中医药传承创新发展的重要路径 ［J］. 中医杂志，
2023，64（9）：865-869.

现代医学正运用各种先进的科学技术，进行细胞生物学、分子生物学乃至量子生物化学的研究，在更深的层次上探索生命活动的奥秘，这些工作为寻找构成证的宏观改变的微观指标创造了有利条件。在传统的望闻问切基础上，导入微观的实验诊断内容，将实验诊断和临床诊断相结合，就可以避免现象和本质的不一致，以利去伪存真、有的放矢地用药。

双重锚定辨证不但符合中医辨证，其中中药药理也符合现代疾病的治疗用药，如治疗类风湿关节炎的常用方桂枝芍药知母汤，其中芍药的主要成分是白芍总苷，是治疗类风湿关节炎西药帕夫林的主要成分。从中医辨证组方和中医辨证一致、中药药理药效和西医一致两方面双重锚定确认，中医和西医趋于一致，认识统一，疗效肯定，何乐而不为呢？

双重锚定辨证不但能拓展中医中药的外延，还能扩大其内涵，有利于中药的进一步开发应用。比如葛根芩连汤，其为表里双解剂，具有解表清里之功效，主治协热下利、身热下利、胸脘烦热、口干作渴、喘而汗出、舌红苔黄、脉数或促，临床常用于治疗急性肠炎、细菌性痢疾、肠伤寒、胃肠型感冒等属表证未解、里热甚者。中药药理发现其可以调整肠道菌群，使失调的菌群趋于平衡，而扩大其除治协热下利以外的治疗范围，如用于糖尿病患者血糖的调控。

围方辨证是一种通过现代中药药理作用指导用药的辨证方法，具有围攻敌人、围而猎之的意义。中药药理研究为围方的应用提供了有力的依据，比如淫羊藿治疗肝癌、仙茅治疗抑郁症、人参抗癌等，这些药物的创新应用为双重锚定辨证提供了临床实践基础。我们临床把两味中药配合互补应用称之为对药，三味鼎力相助应用称之为角药，四味一体式应用称之为串药，围方辨证除应用单药以外，还有对药的应用，比如石膏-知母，麻黄-桂枝，天冬-麦冬，苍术-白术，猪苓-茯苓，香橼-佛手；角药的应用，比如黄连-黄柏-黄芩，藤梨根-蒲公英-香茶菜，菊花-槐花-梅花；以及串药的应用，比如黄芪-党参-白术-灵芝，降香-檀香-苏合香-龙涎香，菟丝子-覆盆子-沙苑子-枸杞子等。

一方由多味中药构成，如果把一方看作是现象，那么透过一方的多味中药及现象能够看到一以贯之的药理与实相，这个叫一方即一；从一个处方，一个中药药理组合叠加过程当中能够明白它治疗疾病的机理，这叫一即一方。辨证用药的现象和中药药理的本质是不分离的，从辨证现象上来看它就解释辨证用药，从中药药理本质上来说，它就是对中药关键成分的发掘与利用。过去，我们不清楚汤药里哪些是有效成分，哪些是不起作用的成分，现在通过对中药对药、角药或串药的组分研究，明确了一个方剂的中药组分包括哪些、它有什么活性、有什么药效作用，围方辨证就有了科学依据。但是对于中医来说，有哪些离开辨证的用药吗？有哪些离开中药药理的辨证吗？其实都没有。也就是说，辨证用药的实质其实是传统选择用药与中药药理选择用药的巧合。它只是认知维度的一种切入，你看到一个中药方剂汤头，它只是一种辨证的现象，这种现象是你对其的定位，看似统一的一个中药方剂汤头，解析出来无非是那么多的枝枝、叶叶及根、果、虫、石等金木水火土元素，它可以被拆解，就像一个物质，它可以分出质子、原子，或者碳原子、氢原子等。它只是结构不同，而显出的味道不同，显出四气五味、升降沉浮不同而已。围方辨证的应用是透过辨证现象依据中药药理本质用药的结果。

中医并不是一成不变的，它的核心内容、理论基础、哲学思想不变，而具体看病的技术几乎每天都在变化，这些不断变化的证候方药就是推动中医前进的内生动力。科学发展到今天，古老的中医药如何焕发出青春？答案是守正创新。守正就是传承精华，创新就是要把其他学科先进的技术方法吸收过来，为中药服务，让古老的中医药具有时代特色，达到当代的科技水平，更好地服务于中国人民、世界人民。这就是中医药现代化的宗旨。

医案 篇

中医药在中国的土地上发展数千年之久，药物从数百种增加到上万种，方剂从数百首增加到数十万首，从传统经方到时方，以及理论创新的围方，变的是形态与数量，不变的是疗效的持续提高。本篇节选临床常用古方30首，基于双重锚定辨证应用于临床，获得较好临床疗效，展示于书中，以期探讨古方新解新用的临床实践。

○一

半夏泻心汤

半夏泻心汤出自张仲景《伤寒论》：

半夏半升，洗，黄芩、干姜、人参、甘草炙，各三两，黄连一两，大枣十二枚，擘。上七味，以水一斗，煮取六升，去滓；再煎取三升，温服一升，日三服。

半夏泻心汤的常用量为：半夏 12~9~6g、黄连 9~6~3g、大枣 5~3~1枚、黄芩 9~6~3g、干姜 9~6~3g、人参 7~5~3g、炙甘草 5~3~1g。

半夏泻心汤临床应用，剂量搭配非常关键，贵在药物剂量的精密，其用量特点与技巧与其病机特点相对应，把握疾病的虚、实、寒、热搭配剂量，如以虚为主证，依次兼夹寒、热、实的用量如下：半夏 12g，干姜 9g，人参 7g，黄连 3g，黄芩 3g，大枣 5 枚，甘草 5g，突出补虚温阳益气之品，所以半夏、干姜、人参、大枣、甘草用量大，兼以清热去实之品，所以黄连、黄芩用量小，以此类推，按照邪气轻重缓急，选择合适剂量搭配。

原治：伤寒五六日，呕而发热者，柴胡汤证具，而以他药下之，柴胡证仍在者，复与柴胡汤，此虽已下之，不为逆，必蒸蒸而振，却发热汗出而解……但满而不痛者，此为痞，柴胡不中与之，宜半夏泻心汤。（《伤寒论·辨太阳病脉证并治》）

《金匮要略·呕吐哕下利病脉证治》用以治"呕而肠鸣，心下痞者"，是对半夏泻心汤主治证候的补充。

【方解】

半夏泻心汤由小柴胡汤去柴胡、生姜，加黄连、干姜而成。去柴胡、生姜者，不欲发其表；加黄连、干姜者，调和其寒热也。全方具有平调寒热、消痞散结的功效，主治寒热错杂之痞证，方中重用半夏，为全方之君药，和胃降逆止呕；芩、连苦寒泄热，姜、夏辛温散寒，如此寒热并用，辛开苦降，更佐人参、大枣、炙甘草补益脾胃，共达调节中焦脾胃升降之功。为少阳误下成痞所设，是辛开苦降、寒温并用、攻补兼施、调和脾胃阴阳的代表方剂，因其配伍精当，效专力宏，故后世广泛应用于各种消化道及其他疾病的治疗。

本方治痞，实为画"泰卦"之方，变痞为泰，使痞极泰来。何谓泰？天地相交，阴阳相交，水火既济之谓泰。何谓痞？天地不交，阴阳不交，水火不济之谓痞[①]。本方证为中焦虚弱，寒热错杂，痞塞中焦，寒则地气不升，热则火气上炎，天气不降。方中黄芩、黄连之苦寒清热以降火，是助天气下降、阳气下降、火气下降；干姜、人参、甘草、大枣，温中补脾以升清，是助地气上升、阴气上升、水气上升；然而中焦痞塞，道路不通，以半夏辛散中焦之痞结，开通阴阳、水火升降之道路。如是，使中焦畅通，天地相交，阴阳相交，水火既济，是故为画泰卦之方也。

半夏泻心汤证的病机是寒热错杂，升降紊乱，痰气痞结。脾胃虚弱，升降紊乱，气机痞塞，故见"心下痞"；胃气不降，故见"恶心、呕吐"；脾气不升，故见"肠鸣、下利"。治疗当和中降逆消痞。方中半夏辛温而散，化痰开结，降逆止呕；干姜辛热，温中散寒；黄芩、黄连苦寒，泻热消痞；姜、夏、芩、连并用即是辛开苦降、寒温并用的配伍。人参、大枣、甘草以补脾胃之虚，复升降之职，又是攻补兼施配伍，达到畅达气机、消除痞满的目的。

【辨证要点】

半夏泻心汤应用贵在辨证，辨证时均见以下四要点：

一虚：中焦脾气虚、胃阳弱而见乏力便溏、泄泻。

二实：三焦气机升降失常而见胃脘痞满、腹胀。

三寒：胃阳不足而见恶食生冷、脘腹冷痛。

四热：脾胃纳运不健、食积化热上蒸而见口舌生疮、口干口苦，舌红苔黄及脉数等。

【药理作用】

近年来药理研究证明本方能增加胃黏蛋白的含量，显著抑制胃黏蛋白的

---

① 张贤翠，丁庞华，张阳，等．李军祥从"否""泰"卦象论治痞满经验［J］．中医学报，2022，37（9）：1904–1909.

下降。在治疗作用方面，可明显升高胃黏蛋白含量，显著降低溃疡指数①。并且具有抗胃溃疡作用，是一有效的胃黏膜保护剂，其机制可能是加强胃黏膜、黏液屏障作用，促进黏膜细胞再生修复、胃黏蛋白分泌及加强黏蛋白合成，从而加快溃疡的愈合过程。本方能促进机体清除氧自由基，减轻或阻断组织的脂质过氧化反应，同时提高超氧化物歧化酶（SOD）活力，增强大鼠机体的抗氧化能力，减少自由基对胃黏膜上皮细胞的损伤作用和致癌致突变作用，达到治疗目的。该方对正常功能下的胃肠运动无明显作用而对偏抑或偏亢功能状态下的胃肠运动具有"双向调节作用"②。体外药敏试验发现，本方对幽门螺杆菌（Hp）有一定的抑杀作用，其单味主药黄芩、黄连对 Hp 亦具有明显药敏作用。该方对机体免疫功能具有明显增强作用和抗缺氧作用③。

据临床研究报道，本方对消化性溃疡、慢性浅表性胃炎、萎缩性胃炎、糜烂性胃炎、幽门螺杆菌相关性胃炎、胃窦炎、胃脘痛、贲门失弛缓症、幽门梗阻、肠炎、腹泻、消化不良、肠易激综合征、复发性口腔溃疡等消化道疾病，妊娠恶阻等妇科疾病及其他多种疾病均有明显疗效。半夏泻心汤的临床应用范围极为广泛，涉及内、外、儿、妇、传染等科的消化、泌尿、生殖、呼吸、循环、血液等系统，对多种疾病的治疗均取得较佳疗效④。

【病案示范】

张某，女，40岁。自诉发生眩晕症 6 年，病情发作，天旋地转，目不能开，开则呕吐，喜卧、静睡。西医诊为梅尼埃病，多次用西药治疗，能暂时控制病情，但容易反复，近日因冒雨劳动而发病，刻下眩晕喜卧，动则加剧，目不能开，伴有呕吐，倦怠懒言，少气乏力，自汗，纳减便溏，腹胀，脘腹冷，头晕，四肢倦怠沉重，贪睡，口干，口苦，不思饮食。舌红、苔薄

① LI J, TAKEDA H, INAZU M, et al. Protective effects of Hange-shashin-to on water-immersion restraint stress-induced gastric ulcers [J]. Methods Find Exp Clin Pharmacol, 1998, 20 (1): 31-37.
② 张胜，陈立江，车轶，等. 半夏泻心汤药理研究最新进展 [J]. 中国中药杂志，2001，26 (7): 437-439.
③ 厉兰娜，方平楚. 脾虚证大鼠幽门螺杆菌感染模型的实验研究 [J]. 实验动物科学，1994，11 (3): 14-16.
④ 金岩，邓健男，李沛清. 半夏泻心汤临床应用研究进展 [J]. 亚太传统医药，2015，11 (2): 58-59.

黄腻，脉弦数。属于湿热痞阻中焦。治宜辛开苦降，祛湿通络止眩。方用半夏 12g，干姜 9g，人参 7g，黄连 3g，黄芩 3g，大枣 5 枚，甘草 5g，天麻 5g，白术 15g，茯苓 15g，服一剂眩晕止，二剂纳食香。继服一月，巩固疗效。随访至今，未见复发。

按语：梅尼埃病属于中医眩晕范畴，临床表现复杂、病情反复多变，女性多于男性。西医认为本病因自主神经功能失调，导致迷路痉挛，继而使内淋巴液产生过多，吸收障碍，致使迷路水肿，内淋巴压力增高，内耳末梢感受器缺氧、变性而成本病[①]。临床上只能根据症状给予改善脑部微循环治疗处理。往往病情反复迁延不愈。

【三层锚定】

（1）第一层机理锚定：本病因患者嗜食肥甘，酿生湿浊，寒湿阻中焦（寒），中焦气机不畅而发，上焦之火（热）无下焦之水牵制而炎上，致头晕、嗜睡，下焦因无上焦之火的温煦致便溏（虚）、四肢倦怠沉重、腹胀（实），故予以半夏泻心汤寒热平调，虚实兼顾，祛湿通络止眩。

（2）第二层辨证锚定：投半夏泻心汤切合以下四点。一虚：中焦脾气虚、胃阳弱而见乏力便溏、自汗、纳减；二实：三焦气机升降失常而见腹胀；三寒：胃阳不足而见脘腹冷；四热：脾胃纳运不健、食积化热上蒸而见口干、口苦，舌红苔黄及脉弦数等。

（3）第三层药理锚定：现代药理学发现天麻有改善血流动力学、镇静抗惊厥、抗炎和保护神经细胞等作用[②]，这与西医治疗梅尼埃病使用改善脑部微循环的方法如出一辙。脾胃不和，脾虚生湿，水湿泛溢，使淋巴液产生过多，吸收障碍，白术、茯苓健脾祛湿。现代药理学认为白术[③]、茯苓[④]均具有利尿的作用，其中白术具有镇静的作用[⑤]。笔者诊疗从中医宏观辨证角度

① 朱纪如.美尼尔氏病［M］.长沙：湖南科学技术出版社，1984.
② 齐学军，刘金敏.穴位注射天麻素注射液治疗后循环缺血性眩晕的疗效观察［J］.中西医结合心脑血管病杂志，2010，8（8）：937-938.
③ 白珺，李斌，冉小库，等.白术对脾虚动物利水作用研究［J］.辽宁中医药大学学报，2016，18（9）：28-32.
④ 邓刚民，许津.茯苓素：一种潜在的醛固酮拮抗剂［J］.中国抗生素杂志，1992，17（1）：34-37.
⑤ 陈华萍，吴万征.白术的研究进展［J］.广东药学，2002，12（5）：19-21.

出发，又结合梅尼埃病病理及中药药理，使得诊疗更趋具体化。

【验案选介】

（1）浅表糜烂性胃炎：患者高某，女，45 岁。胃脘疼痛反复发作 1 年余，伴有嘈杂泛酸，进冷食后加重，胀满、嗳气，纳谷无味，口干欲饮，舌质红，苔黄厚。电子胃镜检查可见胃底、胃体处充血、水肿，伴有点片状出血点，大便隐血试验（＋），^{13}C 呼气试验：Hp（＋），予解痉、消炎、抑酸、杀灭幽门螺杆菌治疗，效果不佳。邀余诊治，予半夏泻心汤水煎服，连服 3 剂后疼痛消失，大便隐血（－），继服 2 周，痊愈出院。

按语：《内经》曰"升降出入，无器不有"。脾胃处于中焦，有升降作用，为气机之枢，气机不畅，可从脾胃而治。本病患者纳谷无味，由脾胃（虚）弱，运化失职所致，进冷食后加重胀满（寒）；进一步导致脾胃失和，浊阴不降（实），郁久化热邪，嘈杂泛酸；结合口干欲饮，舌质红，苔黄厚（热），可以认为脾胃呆滞、寒湿热阻中焦为其基本病机，故投以半夏泻心汤辛开苦降，虚实兼顾，切中病机，效如桴鼓。现代研究证明：半夏泻心汤中的黄芩、黄连、干姜、甘草、人参等药具有不同程度的清除幽门螺杆菌的作用，黄芩、黄连等还可增强白细胞吞噬能力，对体液免疫反应的异常增高呈抑制作用，从而达到间接抑制幽门螺杆菌繁殖、促进炎症消散的作用[①]。

（2）慢性肾盂肾炎：黄某，女，37 岁。1999 年 10 月 6 日初诊。因劳累受寒，心情不舒畅而导致发热伴有颜面、双下肢水肿 1 周。既往：慢性肾盂肾炎病史 5 年。刻下恶寒发热，体温 38.6℃，腰冷痛（寒）伴有腹痛，尿频、量少，尿痛，有灼热感，色黄（热），口渴欲饮，但饮不多，恶心、呃逆，纳差，疲乏懒言（虚）。舌质淡、苔黄白腻（实），脉弦滑。尿检白细胞（＋＋＋），蛋白（＋），红细胞少许。诊断：慢性肾盂肾炎急性发作。中医诊为水肿。此乃湿热蕴结中焦，寒邪困于脾肾。治宜寒热并调，虚实兼顾，和胃降逆，清热利湿。方用半夏泻心汤加紫苏叶 10g、竹叶 15g、土茯苓 15g、薏苡仁 30g、车前子 15g。日 1 剂。药后诸症痊愈，唯感纳差，精神欠佳。复查尿常规正常范围。后以补益脾肾之药调理善后。

---

① 曹毅，杨磊. 加味半夏泻心汤冲剂治疗慢性浅表（糜烂）性胃炎 100 例 ［J］. 国医论坛，1996，11（5）：14.

　　按语：本例患者因劳累受寒、心情不舒畅而引发宿病，究其病机乃病邪遇遏，气机闭阻，致升降失调，清浊不分。其病机与半夏泻心汤相同，故应用半夏泻心汤以辛开苦降，通闭泄结，调理气机，升清降浊，使气机畅，清浊别，诸逆平。加上竹叶清热利尿，紫苏叶调畅气机，土茯苓解毒除湿，薏苡仁利水渗湿，车前子利尿通淋。现代药理学认为竹叶对真菌及细菌均有一定抗菌作用[1]。土茯苓提取物落新妇苷能明显增加大白鼠的排尿总量，有利尿作用[2]；土茯苓中含有生物碱、落新妇苷、异黄杞苷等成分，具有抑制大肠埃希菌、金黄色葡萄球菌、粪球肠菌等作用[3]。车前子有利尿作用，能增加尿素、尿酸及氯化钠的排泄，具有抗病原微生物作用[4]。

　　（3）慢性结肠炎：邓某，男，52岁，农民。2001年9月3日初诊。患泄泻之疾30余年，经西医电子结肠镜诊断为慢性结肠炎，虽经多方治疗，疗效不显著。五更泄泻，大便稀溏，每日3~4次，稍进油腻则加剧。曾服四神丸、参苓白术散、附子理中丸、痛泻要方、乌梅丸等，见效甚微，或服药时见效，停药辄复。详问病情，除泄泻外，伴见倦怠乏力，精神疲惫，饮食甚少，过食则胃胀不适，平素常患口疮，恶食生冷油腻之物，腹中冷痛，夜寐不宁。舌红、苔薄黄，脉沉细略数。证属脾虚失运，寒热错杂。治宜健脾补中，平调寒热。方用半夏泻心汤加补骨脂10g，五味子6g，炒白术、炒山药各15g，焦三仙各15g。煎服3剂后，纳谷略增，精神好转，腹胀消失，腹痛亦减，仍感倦怠乏力，大便每日2次，第一次已成形，第二次仍溏。舌淡红、苔薄白，脉沉细。效不更方，原方继进5剂。精神较好，饮食增进，口疮未再发作，夜寐安稳，脉舌正常。要求调方，巩固疗效，继以保和丸调理善后而愈。

　　按语：本案以泄泻为主症，伴见倦怠乏力，精神疲惫，饮食甚少（虚）；过食则胃胀不适（实）；平素常患口疮（热），恶食生冷油腻之物，腹中冷痛（寒），夜寐不宁。此为中焦脾胃病变，中气虚弱，本虚标实，寒热互结，与半夏泻心汤方证病机切合，属于半夏泻心汤证，故用此方以止利、除痞、补虚。而其

① 薛月芹. 竹叶成分提取分析及相关基础研究 [D]. 杭州：浙江林学院，2008.
② 方圆，王雪彦，晁若冰. 土茯苓药材中落新妇苷和总黄酮的含量测定方法研究 [J]. 药物分析杂志，2010，30（9）：1738-1741.
③ 殷网虎，袁武军，曹美琳. 土茯苓配方颗粒对临床常见致病菌的抗菌研究 [J]. 中国中医急症，2011，20（12）：1957-1958.
④ 王芳. 车前子的新药理作用及机制的研究进展 [J]. 医学综述，2013，19（19）：3562-3564.

寒湿更重，故用半夏泻心汤加补骨脂、五味子培补脾肾之阳，予炒白术、炒山药健脾燥湿，投焦三仙加强健脾消食除痞之力。现代药理学证实，补骨脂具有止泻作用[1]及增强免疫作用[2]；五味子具有收涩止泻作用，可增强机体对非特异性刺激的防御能力，有效防止肠道的高反应性，从而起到止泻作用[3]。

〇二

五苓散

五苓散出自张仲景《伤寒论》：猪苓十八铢，去皮，泽泻一两六铢，白术十八铢，茯苓十八铢，桂枝半两，去皮。上五味，捣为散，以白饮和服方寸匕，日三服。多饮暖水，汗出愈。如法将息。

五苓散的常用量为：泽泻15~12~9g、猪苓15~9~6g、茯苓15~9~6g、白术15~9~6g、桂枝9~6~3g。

原治：

1. 太阳病，发汗后，大汗出，胃中干，烦躁不得眠，欲得饮水者，少少与饮之，令胃气和则愈。若脉浮，小便不利，微热消渴者，五苓散主之。（《伤寒论》71条）

2. 发汗已，脉浮数，烦渴者，五苓散主之。（《伤寒论》72条）

3. 伤寒，汗出而渴者，五苓散主之；不渴者，茯苓甘草汤主之。（《伤寒论》73条）

4. 中风发热，六七日不解而烦，有表里证，渴欲饮水，水入则吐者，名曰水逆，五苓散主之。（《伤寒论》74条）

5. 病在阳，应以汗解之，反以冷水潠之，若灌之，其热被劫不得去，弥更益烦，肉上粟起，意欲饮水，反不渴者，服文蛤散；若不差者，与五苓散。（《伤寒论》141条）

---

① 余凌英，胡昌江，陈杰，等．补骨脂盐炙对实验动物止泻作用影响的研究［J］．四川中医，2009，27（10）：43-44.
② 李发胜，杨光，徐恒瑰，等．补骨脂多糖的提取及免疫活性的研究［J］．中国药师，2008，11（2）：140-142.
③ 骆铭．浅谈五味子的止泻作用［J］．国医论坛，2008，23（2）：41.

6. 本以下之，故心下痞，与泻心汤，痞不解，其人渴而口燥烦，小便不利者，五苓散主之。（《伤寒论》156 条）

7. 太阳病，寸缓，关浮，尺弱，其人发热汗出，复恶寒，不呕，但心下痞者，此以医下之也。如其不下者，病人不恶寒而渴者，此转属阳明也。小便数者，大便必鞕，不更衣十日，无所苦也。渴欲饮水，少少与之，但以法救之。渴者，宜五苓散。（《伤寒论》244 条）

8. 霍乱，头痛发热，身疼痛，热多欲饮水者，五苓散主之；寒多不用水者，理中丸主之。（《伤寒论》386 条）

9. 假令瘦人，脐下有悸，吐涎沫而癫眩，此水也，五苓散主之。（《金匮要略·痰饮咳嗽病脉证并治》）

五苓散中泽泻的量是最大的，其泻病理之水，把人体的水液重新气化蒸腾以后再重新输布，生津止渴，除烦清热，化气利水。临床应用，贵在药物剂量的精密，其用量特点与技巧应与其病机特点相对应，把握疾病"热不高""烦不躁""渴欲饮""尿不利""水入吐"的要点来搭配剂量，以哪一个要点为主证，就重用相对应的中药，如主证"烦不躁"重用猪苓 15g，"热不高"重用桂枝 9g，"尿不利"重用泽泻 15g，"渴欲饮"重用茯苓 15g，"水入吐"重用白术 15g。以此类推，按照邪气轻重缓急，选择合适剂量搭配。

【方解】

五苓散由茯苓（木）、猪苓（水）、桂枝（火）、泽泻（金）、白术（土）组成，具有生津清热止呕、除烦止渴利水的功效。泽泻，泻水；白术苦温，除热通便；桂枝辛温，通阳利水；茯苓甘平，除烦止渴；猪苓味甘平，利水止渴。该方重用泽泻为主药，少用桂枝为辅药。《中华人民共和国药典（2020 年版）》五苓散成方制剂，以肉桂代替桂枝，加强了其通阳利水之职。《伤寒杂病论》中运用五苓散原方治疗不同疾病，可见仲师辨证之精，用药之当，为"异病同治"思路之典范。后世医家亦宗仲师，广泛应用，并各有发挥与延伸。

五苓散病机与《黄帝内经》"饮入于胃，游溢精气，上输于脾，脾气散精，上归于肺，通调水道，下输膀胱，水精四布，五经并行"相合。主要在于通过加强胃对饮入之水的吸收功能来补充人体的津液。五苓散证是汗出过多导致的津伤，因津伤阴虚而导致"热不高""烦不躁""渴欲饮""尿不利"，同时也可有胃对水的吸收功能出现障碍的表现——"水入吐"。五苓散方证中有津伤的表现，口渴、小便不利；也有津伤导致阴虚，阴虚导致内热的表现，如发热、脉浮或浮数；以及胃对饮入之水消化吸收障碍的表现，如水入则吐、吐涎沫、心下痞，甚至呕吐下利等。五苓散可以增强胃对饮入之水的消化吸收，水被人体吸收利用了，就不会水入则吐了，同时人体的津液得到了补充，因汗多津伤导致的阴虚也得到纠正，口渴、烦躁、发热的表现可以消除，出汗和小便也会恢复正常。

【辨证要点】

（1）尿不利：全身的津液损伤，影响了小便的生成，尿少不利。

（2）渴欲饮：津伤化源不足，胃津伤，表现为渴欲饮水。

（3）水入吐：胃对水的消化吸收功能障碍。

（4）烦不躁：心烦口渴而无躁动不安。

（5）热不高：全身津液损伤，津伤即阴虚，阴虚则化源不足，阴虚则生热，阴虚则阳浮。

【药理作用】

五苓散具有水液代谢双向调节作用，有对肾小球滤过屏障的作用；五苓散提取液对肾性高血压大鼠具有利尿、降压作用，且不造成电解质紊乱[1]；五苓散还可以明显降低高胆固醇小鼠血清总胆固醇含量，具有良好的抗动脉粥样硬化作用；另外，对细胞毒性脑水肿可不同程度地降低脑含水量等[2]。五苓散主要的作用是增强胃对饮入之水的消化吸收，以此补充人体因为多汗损失的津液，并防止水在胃肠道的聚积。五苓散，一方面促进胃中的水进入血液，另一方面也促进其他部位的水（潴留在组织间隙的水分）进入血液，增加肾的血流量，使尿液生成增加，排出体内多余的水分。

根据临床研究报道，本方应用于特发性水肿、慢性肾炎、尿潴留、泌尿系结石、肝硬化腹水、慢性充血性心力衰竭、结核性渗出性胸膜炎、脑积水、青光眼、耳源性眩晕、腹泻、小儿鞘膜积液、小儿轮状病毒性肠炎及癫

---

① 顾展旭. 五苓散的药理研究与临床应用进展 [J]. 吉林医学，2010，31（35）：6542-6544.
② 张丽花. 五苓散加减治疗充血性心衰 28 例疗效观察 [J]. 中国医药导报，2006，3（35）：107.

痈、脓疱疮、急性荨麻疹合并血管性水肿等。

【病案示范】

高某某，女，49 岁，2016 年 5 月 18 日初诊。自诉因天热大汗后出现双下肢水肿，晨轻暮重，按之可凹陷，平素体弱多病，月经量少且不规则，理化检查等均未见明显异常。症见眼睑及双下肢水肿，乏力，腰酸痛，潮热汗出，心烦口渴，夜不能寐，饮水后口淡乏味、恶心欲吐，体瘦，小便少，舌质淡红，苔白，脉沉细。西医诊断为功能性水肿，中医辨证属阴津亏虚，阳气失调，治宜通阳化气，平衡阴阳。处方予五苓散：泽泻 15g、茯苓 12g、猪苓 12g、白术 9g、桂枝 3g，7 剂，水煎服，每日 1 剂，分 2 次温服。2016 年 5 月 25 日二诊：服药后患者双下肢水肿减轻，乏力改善，潮热减轻，睡眠改善，小便量增多，舌质淡，苔白，脉沉细。诊断辨证同前，效不更方，续予 7 剂调理。2016 年 8 月 14 日三诊：病情继续好转，水肿已基本消失，无乏力，胃纳可，小便正常，舌淡苔白，脉细。前方再服 3 剂诸症皆除，随访 6 个月未复发。

按语：中医虽然没有"功能性水肿"这一名称，但根据此类水肿的症状表现，本病以中年女性多发，尤其是更年期的女性。功能性水肿病因病机与一般水肿有别，由脾肾阴津亏虚，阳气失调，气化失常所致。功能性水肿又称特发性水肿，是指以水肿为主要表现的一种原因不明的综合征，因其发病原因不明，理化检查无明显异常，临床亦称之为原因不明性水肿。水肿往往局限于两下肢或眼睑等部位，重者可扩展至全身，呈轻度或中度浮肿，有些患者间歇或持续数年，可伴有头晕、乏力、纳差、失眠等症状。

【三层锚定】

（1）第一层机理锚定：患者眼睑及双下肢水肿（尿不利），乏力，腰酸痛，潮热汗出（热不高），心烦（烦不躁）口渴（渴欲饮），夜不能寐，饮水后口淡乏味、恶心欲吐（水入吐），体瘦，小便少，舌质淡红，苔白，脉沉细。符合脾肾阴津亏虚，阳气失调，气化失常特点。

（2）第二层辨证锚定：投五苓散切合上述尿不利、渴欲饮、水入吐、烦不躁、热不高的辨证要点。

（3）第三层药理锚定：现代药理学发现，五苓散对脱水状态的机体呈现抗利尿作用而对水肿状态的机体显示利尿作用，五苓散具有双向调节作用或适应原样作用，属于生物反应修饰剂[①]。

【验案选介】

慢性前列腺炎：任某，男，28 岁，1999 年 9 月初诊。患慢性前列腺炎在某医院治疗 6 个月未效。就诊时自诉排尿涩滞不通，每次排尿往往中断 3~5 次，且有余沥（尿不利），偶有白液甚至血丝排出，烦而难寐（烦不躁），伴见潮热汗出（热不高），口干欲饮（渴欲饮），饮水时有呕恶（水入吐），舌绛无苔，脉细弦。证属脾肾阴津亏虚，阳气失调，气化失常。方用五苓散。处方：泽泻 15g、茯苓 12g、猪苓 12g、白术 9g、桂枝 3g。水煎服，每日 1 剂。服 7 剂后有效，后嘱服五苓散成药以巩固疗效。随访 1 年，未见复发。

按语：前列腺炎属中医学"癃闭"范畴。本病多因实邪而起，日久脾肾阴津亏虚，阳气失调，气化失常，导致精窍不通而发病。治疗该病的重点在于以清代补，清利水湿，疏通水道及经脉，恢复脾肾之功能，故投之五苓散，以增强胃对饮入之水的消化吸收，恢复正常的气化与水液、津液代谢。

〇三

大柴胡汤

大柴胡汤出自张仲景《伤寒论》：柴胡半斤，黄芩三两，芍药三两，半夏半升，洗，生姜五两，切，枳实四枚，炙，大枣十二枚，擘，大黄二两。上八味，以水一斗二升，煮取六升，去滓，再煎，温服一升，日三服。

大柴胡汤的常用量：柴胡 12g，黄芩、芍药、半夏、枳实各 9g，生姜 15g，大枣 4 枚，大黄 6g。

原治：

1. 伤寒发热，汗出不解，心中痞鞕，呕吐而下利者，大柴胡汤主之。（《伤寒论》165 条）

---

① 王元飞，刘舫. 五苓散的现代药理实验研究与临床应用概述 [J]. 环球中医药，2010，3（1）：70-72.

2. 按之心下满痛者，此为实也，当下之，宜大柴胡汤。（《金匮要略·腹满寒疝宿食病脉证治》）

3. 柴胡证在，又复有里，故立少阳两解法也。以小柴胡汤加枳实、芍药者，仍解其外以和其内也。去参、草者，以里不虚。少加大黄，以泻结热。倍生姜者，因呕不止也。斯方也，柴胡得生姜之倍，解半表之功捷。枳、芍得大黄之少，攻半里之效徐，虽云下之，亦下中之和剂也。（《医宗金鉴·删补名医方论》）

【方解】

大柴胡汤治少阳邪热未解，阳明里热炽盛，往来寒热，胸胁苦满，呕不能食，郁郁微烦，心下痞硬，或心下满痛，大便秘结，舌苔黄。方中重用柴胡为君药，配臣药黄芩和解清热，以除少阳之邪；轻用大黄配枳实以内泻阳明热结，行气消痞，亦为臣药。芍药柔肝缓急止痛，与大黄相配可治腹中实痛，与枳实相伍可以理气和血，以除心下满痛；半夏和胃降逆，配伍大量生姜，以治呕逆不止，共为佐药。大枣与生姜相配，能和营卫而行津液，并调和脾胃，功兼佐使。

【辨证要点】

大柴胡汤治疗少阳阳明合病证，由小柴胡汤和小承气汤加减合成。又因本方主治病症以少阳为主，故见柴胡证一证便是，不必悉具，兼见阳明病痞、满、燥、实四症。一要见少阳失和证：寒热往来，胸胁苦满，心下拘急疼痛，或痞硬，郁郁而烦，呕吐不止；二要见阳明热结证：大便秘结或下利，口苦咽干，舌苔黄干，脉弦数。

【药理作用】

大柴胡汤具有明显的降低奥狄括约肌张力和增加胆汁分泌、排泄量的作用，并不抑制括约肌运动功能[1]，这对解除胆汁的淤滞是有利的。大柴胡汤能明显提高胆汁中胆汁酸含量，降低胆红素、糖蛋白含量，具有疏肝利胆作

---

[1] 董小牛，何群峰，胡小明. 大柴胡汤合茵陈蒿汤治疗老年急性梗阻性化脓性胆管炎 24 例分析 [J]. 浙江中医药大学学报，2006，30（1）：26-27.

用，能有效抑制结石性病理胆汁的形成，既可消除结石继续生成的病因，又可加速已生成结石从胆囊、胆管中排出，起到抑石、排石作用①。在大柴胡汤中，大黄通腑泄热活血，荡涤肠胃，使梗阻的胆道通利，胆汁排泄的不利因素去除，将细菌和内毒素排出体外，并能增强单核巨噬细胞对细菌和内毒素的吞噬功能，减少内毒素吸收，从而加强抗生素的治疗效果；大柴胡汤能提高胃壁黏液蛋白量，能抑制组胺和五肽胃泌素所引起的胃酸分泌过多及胃出血，有预防胃溃疡的作用，还有调整小肠运动紊乱的作用②。

【病案示范】

患者，男性，25岁，农民。诉右侧腰腹部剧痛1天。1天前在上班时突然右腰腹部剧烈疼痛，伴右胁肋疼痛，并放射至右大腿内侧，致步行受限，小便涩滞刺痛，伴尿中带血，胸胁少腹胀痛，微热口渴，恶心欲呕，大便秘结。查腹部CT提示：右输尿管中下段见0.7cm×0.6cm的强光团。诊见舌红苔黄，脉弦滑。属于少阳枢机不利，阳明蕴结湿热，予柴胡12g，黄芩、芍药、半夏、枳实各9g，生姜15g，大枣4枚，大黄6g，金钱草15g，海金沙、鸡内金、郁金各10g。服药1剂，诸症见轻；再服3剂，自觉有石随尿排出。B超复查只发现肾结石1枚。后又续服1周，排出一枚绿豆大小结石，诸症全消。随访1年，未见复发。

按语："石淋"证属中医学"五淋"之一，"石淋"的产生系肾虚膀胱气化失调，湿热蕴结下焦，尿液煎熬形成砂石所致。其临床表现在《金匮要略·消渴小便不利淋病脉证并治》中载："淋之为病，小便如粟状，小腹弦急，痛引脐中。"由于肾阴亏损，膀胱热盛，尿液为热所灼，结成有形之块，形如粟状，梗阻于中，以致热郁气滞，小便涩而难出，或排尿中断，或小便刺痛，或少腹拘急，痛引脐中，或腰腹绞痛，尿中带血等。该患者少阳枢机不利，湿热并重兼气滞，选用大柴胡汤清其里热，疏肝理气。结石系湿热蒸灼水液，日积月累，化成有形实邪阻滞气机，故在主方基础上加金钱草、海金沙、鸡内金、郁金通淋排石。

---

① 柳红芳，白晓菊.大柴胡汤临床应用和药理作用关系的分析［J］.中成药，2001，23（7）：55-58.
② 王振亮，陈亦人，卞慧敏.大柴胡汤对幽门结扎胃溃疡大鼠胃壁粘液糖蛋白量的影响［J］.中医药研究，1995（3）：60.

【三层锚定】

（1）第一层机理锚定：本病因患者嗜食肥甘，酿生湿浊，肾虚膀胱气化失调，湿热蕴结下焦，尿液煎熬形成砂石所致，患者临床见少腹拘急、恶心欲呕等症，故选用大柴胡汤加金钱草清其里热，疏肝理气，通腑泄热排石。

（2）第二层辨证锚定：投大柴胡汤切合以下两点，一是少阳失和，枢机不利，胸胁少腹胀痛，恶心欲呕，脉弦滑；二是阳明热结，大便秘结，舌红苔黄。大柴胡汤是把整体治疗和局部治疗结合起来的典型方剂，方中小柴胡汤属整体调节，以"和"的思路为主；方中大黄、枳实等药具有承气汤之意，属于局部治疗，以"通"的思路为主。因临床上许多疾病通常既有局部病变又有整体反应，只有把"和"与"通"结合起来，才能更全面地解决问题，大柴胡汤正是将此二法恰到好处地结合在一起。

（3）第三层药理锚定：现代药理学发现金钱草对尿路结石的主要成分——草酸钙的结晶有抑制作用，且抑制作用随浓度的增加而增加，金钱草还可通过调节尿液 pH 致其偏酸，来进一步消融在碱性环境中才能存在的结石，减缓草酸钙生长速度，降低晶体堆积的水平，抑制结石生长[1]。海金沙有抑制肾组织草酸钙结晶形成的作用，可以促进尿液排泄[2]。鸡内金通过增加机体内锶等元素的排泄来抑制尿路结石形成或使结石溶解[3]。笔者诊疗从中医宏观辨证角度出发，又结合泌尿系结石病理及中药药理，使得诊疗更趋具体化。

〇四

麦门冬汤

麦门冬汤出自《金匮要略》：麦门冬七升，半夏一升，人参二两，甘草二两，粳米三合，大枣十二枚。上六味，以水一斗二升，煮取六升，温服一升，

---

① 刘学，崔健，陈新．广金钱草现代研究进展［J］．长春中医药大学学报，2006，22（4）：84-85.

② 胡露红，卞荆晶，吴晓娟．海金沙提取物对实验性大鼠肾草酸钙结石形成的影响［J］．医药导报，2011，30（8）：1007-1010.

③ 潘凤群．利尿排石颗粒制剂工艺及质量标准研究［D］．广东：广东药学院，2015.

日三夜一服。

麦门冬汤的常用量：麦冬 42g，半夏、甘草各 6g，人参 9g，粳米 3g，大枣 4 枚。

原治：大逆上气，咽喉不利，止逆下气者，麦门冬汤主之。（《金匮要略·肺痿肺痈咳嗽上气病脉证治》）

【方解】

方中重用麦冬为君，以其甘寒之性，滋养肺胃之阴，且清虚火。以半夏为臣，意在降逆止呕化痰，其性虽燥，但与大量麦冬配伍，则燥性减而降逆止性存，独取其善降肺胃虚逆之气，且又使麦冬滋阴润燥而不腻，两药配伍，相反相成。佐以人参补中益气，与麦冬配伍，大有补气生津之功。甘草、大枣、粳米补脾益胃，使中气健运，则津液自能上输于肺，于是胃得其养，肺得其润，此亦"培土生津"之意。"胃气者，肺之母气也"，胃气充盛，则能生津养肺，肺自能将津液内洒陈于脏腑，外输布于皮毛。药仅六味，主从有序，润降相宜，既滋肺胃，又降逆气。由此可见仲景用药配伍之精妙也。

【辨证要点】

一热：外邪或郁热内生，蕴藏于肺，内热燔灼，伤津耗气，肺热叶焦，肺失肃降，故见咳嗽气喘、咳痰不爽、咳唾涎沫、手足心热。

二燥：热盛伤阴，故见口渴咽干，舌红少苔。

三虚：中焦虚火、失和气逆，故见呕吐、纳少、呕逆。

【药理作用】

现代临床研究发现，在麦门冬汤中的甾类皂苷及沿阶草皂苷都可以有效地抑制呼吸道平滑肌的过敏性收缩症状及血管通透性增加的症状，同时可以进一步提高呼吸道内部的中性肽链内切酶的水平，这种酶活性的强弱可以有效地调节由速激肽导致的咳嗽①。另外，麦门冬汤可以有效地抑制速激肽的

---

① 周连发，杨国林，刘爱恒，等．秋梨润肺含片祛痰镇咳作用［J］．中成药，2010，32（5）：859-862.

形成、分解等一系列变化，正是因为这种对速激肽的调节作用，麦门冬汤才能起到镇咳的作用①。麦门冬汤通过提高纤毛运动的频率，进而解决气管黏液纤毛输送的障碍②；通过促进肺泡Ⅱ型细胞环磷酸腺苷（cAMP）的形成及进一步抑制该细胞的降解，从而调节肺泡表面活性物质的分泌，增强肺的顺应性，进一步降低患者肺表面的张力，从而减少呼吸的阻力，保证患者的呼吸更加顺畅③。此方对臭氧引起的呼吸道过敏有明显改善作用④。

【病案示范】

詹某，男，19岁，2003年4月8日初诊。反复咽痛、咽痒、轻咳1年余。多种中西药治疗后，效果不佳，今来我院门诊要求服中药治疗。诊见：患者咽喉微痛、干痒，如有异物状，反复咳嗽，痰少难以咳出，口干不欲饮，食欲不振，干呕，体瘦乏力，面色少华，手足心热，舌质干红，苔少，脉细数。查：咽黏膜充血，血管扩张，咽后壁淋巴滤泡增生。辨为肺胃阴虚喉痹。治以补肺阴、益胃生津润喉。方拟麦冬21g，半夏、甘草各3g，人参3g，粳米3g，大枣4枚，川贝母3g，玄参9g，蝉蜕6g，薄荷6g，木蝴蝶3g。服药3剂后咽部不适已有减轻，痰较前易出，食欲增加，仍予原方，加桔梗6g、马勃（包煎）3g，服1周后，诸症皆除。

【三层锚定】

（1）第一层机理锚定：咽喉为肺胃之门户。肺胃阴虚，气火上逆，咽喉最易受累。《素问·至真要大论》说"诸寒之而热者，取之阴"，阴常不足，阳常有余，宜常养阴，阴与阳齐，则水能制火，所谓阴津得复，气火即降。一是体现"培土生金"法；二是在大量甘润剂中少佐辛燥之品，主从有序，润燥得宜，滋而不腻，燥不伤津。

---

① MIYATA，郑晓燕，阴赖宏．麦门冬汤的药理学特性［J］．国际中医中药杂志，2005，27（4）：227-228.
② 刘建军，康国强，白秀丽，等．麦门冬汤对大鼠放射性肺损伤的预防作用研究［J］．河北中医，2012，34（4）：302-304.
③ 史青．麦门冬汤治疗呼吸道炎症的分子药理机制研究［J］．国际中医中药杂志，2002，24（4）：213-214.
④ 李宁，宋建平，王振亮．麦门冬汤最新药理研究与临床应用进展［J］．中医研究，2013，26（8）：74-76.

（2）第二层辨证锚定：一热，咽喉微痛，干痒如有异物状，反复咳嗽，痰少，难以咳出，手足心热；二燥，热盛伤阴，口干不欲饮，舌质干红，苔少；三虚，中焦虚火、失和气逆，故见干呕、纳少。

（3）第三层药理锚定：现代药理学认为，麦门冬汤主要是由甾类皂苷与沿阶草皂苷组成，它可以有效地抑制呼吸道上皮细胞黏液的分泌，减轻炎症反应[1]；玄参常用于治疗咽喉炎，高剂量玄参提取物可显著降低炎症因子肿瘤坏死因子-α、白介素-1β、白介素-6 的浓度，提高抗炎因子白介素-10 的浓度[2]；蝉蜕具有镇咳、祛痰、平喘、解痉的作用，有别于直接舒张支气管平滑肌的机制，其是通过改善白细胞的含量、改善微观血瘀的状态来缓解炎症，进而起到解痉的作用[3]。

○五

理中汤

理中汤出自《伤寒论》：人参、甘草炙、白术、干姜各三两。上四味，捣筛，蜜和为丸，如鸡子黄大，以沸汤数合，和一丸，研碎，温服之。日三服，夜二服，腹中未热，益至三四丸，然不及汤。汤法，以四物，依两数切，用水八升，煮取三升，去滓，温服一升，日三服。

理中汤的常用量：人参、干姜、炙甘草、白术各9g。

原治：大病差后，喜唾，久不了了，胸上有寒，当以丸药温中，宜理中丸。

【方解】

方中以辛热之干姜为君，温中焦脾胃而祛里寒；人参大补元气，助运化而正升降，为臣药，补气益脾；白术健脾燥湿；炙甘草益气和中补土。诸药

① 史青.麦门冬汤治疗呼吸道炎症的分子药理机制研究［J］.国际中医中药杂志，2002，24（4）：213-214.
② 李静，陈长勋，高阳，等.玄参提取物抗炎与抗动脉硬化作用的探索［J］.时珍国医国药，2010，21（3）：532-534.
③ 徐树楠，张美玉，王永梅，等.蝉蜕镇咳、祛痰、平喘作用的药理研究［J］.中国药理学通报，2007，23（12）：1678-1679.

配合，中焦之寒得辛热而去，中焦之虚得甘温而复，清阳升而浊阴降，运化健而中焦治，故曰"理中"。

【辨证要点】

一痞：上焦阳气不足，阴寒之邪上乘，胸中之气痹而不通，故见心中痞、胸痹。

二呕：中焦脾胃虚寒，纳运失常，故见呕吐、食少。

三痛：中阳不足，寒从中生，故见畏寒肢冷、脘腹绵绵作痛、喜温喜按、脉迟。

四泻：中焦脾胃虚寒，生湿化浊，故见泄泻。

五溢：脾阳虚衰，脾不统血，故见便血、吐血、衄血、崩漏，血色暗淡、质清晰。

本方辨证要点不必悉具，但见一点即可。

【药理作用】

理中汤具有减轻肝脏炎症反应、延缓肝纤维化进展的作用，其可能通过改善肠道微生态而发挥作用；也可显著促进核苷类似物治疗肝硬化代偿期的疗效，改善肝硬化代偿期患者的胃肠道不适症状，降低临床症状积分、血清内毒素水平，调节患者肠道菌群[1]。理中汤中人参及白术可双向调节胃肠蠕动，降低肠黏膜通透性及胃酸的分泌，从而发挥保护胃肠黏膜的作用[2]。能明显降低幽门结扎型溃疡的溃疡灶数及溃疡面积，同时能降低幽门结扎型溃疡胃液中游离盐酸浓度，从而减轻对黏膜的侵蚀和减少胃蛋白酶激活，对溃疡发生起到保护性作用[3]。对大黄所致脾虚模型小鼠有一定的治疗作用，既能抑制小肠正常运动，也能抑制小肠的亢进运动[4]。能促进胃肠动力学的恢

---

① 周晓玲. 从太阴病论治乙型肝炎后肝硬化代偿期患者肠道微生态的临床研究 [J]. 辽宁中医杂志, 2016, 43 (11): 3.

② 李万吉. 理中汤合六君子汤加减对腹部外科术后胃肠功能障碍及胃肠激素的影响 [J]. 四川中医, 2018, 36 (8): 4.

③ 柳逢夏. 理中汤效能的实验研究 [J]. 山东中医药大学学报, 1998, 22 (4): 74-76.

④ 卞慧敏, 周建英. 理中汤对实验动物小肠运动功能的影响 [J]. 南京中医学院学报, 1993 (4): 33-34.

复，且恢复效果似乎与剂量有关，表现为高剂量效果较明显①。可促进肽转运蛋白1（PepT1）的转运功能，从而促进氨基酸等营养物质在小肠的吸收，矫正小肠氨基酸转运不足导致的蛋白质营养不良②。理中汤还可提高机体的免疫力③。

【病案示范】

施某，女，38岁，1999年6月5日初诊。反复口腔溃疡5年，每遇劳累发作。西医确诊为复发性阿弗他口炎。经用中西药物治疗，如外用锡类散，效果欠佳。诊见上下唇内、舌边、舌尖上有大小不等之溃疡，大如黄豆，小如米粒，疮面凹陷，呈灰白色，周围淡红略高，面色萎黄，神疲乏力，畏寒肢冷，痞满、纳差、腹胀，喜温喜按，大便稀溏，舌质淡胖，齿痕明显，苔薄白，脉沉迟。证属脾肾虚衰，寒湿上泛。治当温阳益气，健脾利湿。处方：人参、干姜、炙甘草、白术各9g，制附子6g，五倍子6g，白芍10g，服药3剂后，自觉腹胀好转，饮食增加，口腔溃疡好转。上方加桂枝增加通阳散寒之力，继进3剂，口腔溃疡愈合，全身症状明显改善。嘱其用附子理中丸巩固善后1个月，随访1年，未见复发。

按语：中医学认为，复发性阿弗他口炎属于"口疮"的范畴。本方加制附子温补脾肾，引火归原，五倍子敛疮生肌，白芍养阴止痛，且制约附子、干姜之辛燥；全方益气温阳健脾，散寒解毒，使上泛之寒湿降伏，口疮得以愈合，可谓求本而治。目前对于复发性阿弗他口炎的发病原因尚未完全清楚，免疫失常在复发性阿弗他口炎中的致病作用越来越得到认可。国外学者认为复发性阿弗他口炎为T细胞介导的免疫反应，为迟发型变态反应或细胞介导的对上皮细胞内存在的抗原刺激的反应④。

---

① 卢兰，唐汉庆，李晓华，等．附子理中汤对脾阳虚大鼠ANP含量、pGC mRNA表达及胃肠动力学的影响［J］．中国实验方剂学杂志，2013，19（24）：262-266．
② 郭文峰，羊燕群，潘怀耿，等．理中汤对脾阳虚大鼠模型PepT1及其转运功能的影响［J］．中药新药与临床药理，2011，22（1）：8-11．
③ 韦祎，唐汉庆，李晓华，等．附子理中汤对脾阳虚证大鼠免疫细胞因子的影响［J］．中国实验方剂学杂志，2013，19（21）：179-182．
④ EVERSOLE L R. Immunopathogenesis of oral lichen planes and recurrent aphthous stomatitis［J］．Semin Cutan Med Surg，1997，16（4）：284-294．

【三层锚定】

（1）第一层机理锚定：日久脾失健运，寒湿内生，湿毒上泛；脾虚及肾，脾肾阳虚，虚阳上浮，而成复发性口疮。朱丹溪说："口疮，服凉药不愈者，因中焦土虚，且不能食，相火冲上无制，用理中汤……甚则加附子，或噙官桂亦妙。"

（2）第二层辨证锚定：一硬，上焦阳气不足，阴寒之邪上乘，胸中之气痹而不通，故见痞满；二呕，中焦脾胃虚寒，纳运失常，故见纳差；三痛，中阳不足，寒从中生，故见畏寒肢冷、脘腹胀满、喜温喜按、脉沉迟；四泻，中焦脾胃虚寒，生湿化浊，故见大便稀溏。

（3）第三层药理锚定：现代药理学认为，附子具有抗炎、镇痛、提高机体免疫力等作用[1]，这可能与促进口疮愈合有关。五倍子所含的鞣酸对蛋白质具有沉淀作用，皮肤、黏膜、溃疡面接触鞣酸后，其组织蛋白质即被凝固，形成一层被膜，呈收敛作用[2]。白芍具有抗炎、镇痛、抗应激和免疫调节等作用，对复发性口疮具有一定疗效[3]。

○六

桂枝芍药知母汤

桂枝芍药知母汤出自《金匮要略》：桂枝四两，芍药三两，甘草二两，麻黄二两，生姜五两，白术五两，知母四两，防风四两，附子二两，炮。上九味，以水七升，煮取二升，温服七合，日三服。

桂枝芍药知母汤的常用量：桂枝 12g，芍药 9g，甘草 6g，麻黄 9g，生姜 15g，白术 15g，知母 12g，防风 12g，附子 9g（炮）。

原治：诸肢节疼痛，身体魁羸，脚肿如脱，头眩短气，温温欲吐。（《金匮要略·中风历节病脉证并治》）

---

① 李惠林. 理中汤抗大鼠实验性胃溃疡作用的观察 [J]. 陕西中医，1987，7（7）：47-48.
② 于群生. 中药五倍子在漱口水中的应用研究 [C] //中国口腔清洁护理用品工业协会. 2005 年中国口腔清洁护理用品工业学术研讨会论文集. 2005：153-154.
③ 苏葵，胥红，吴纪楠. 白芍总甙胶囊治疗复发性口疮远期疗效观察 [J]. 临床口腔医学杂志，2007（6）：377-378.

【方解】

方中桂枝与附子通阳宣痹，温经散寒；桂枝配麻黄、防风祛风而温散表湿，白术、附子助阳除湿；知母、芍药益阴清热；生姜、甘草和胃调中。诸药相伍，表里兼顾，且有温散而不伤阴、养阴而不碍阳之妙。本方将汗、温、清、利、补之法融为一体，相辅相成，可达祛风除湿不伤阴、温经散寒不助热、滋阴养血不恋邪之效。

【辨证要点】

一寒：感受风寒湿邪，卫表不和，故见恶寒发热、遍身疼痛。

二热：风湿郁久，渐次化热，故见双脚肿胀、手心灼热、口干口苦、舌红、脉数。

三虚：湿困中焦，故见短气、呕恶、形体消瘦等。

【药理作用】

桂枝芍药知母汤中的药物成分可对机体肉芽肿组织增生进行有效抑制，同时可降低机体毛细血管通透性，从而有效抑制继发性关节炎及关节肿胀的发生[1]。可明显降低血清前列腺素 E_2、白三烯 B_4 及疼痛因子 5-羟色胺（5-HT）含量，对转化生长因子-β_1、转化生长因子-β 受体 1 的表达起到了明显的促进作用，其机制推断为桂枝芍药知母汤通过促进转化生长因子的表达，抑制了炎性细胞因子和炎性介质的表达，从而减轻了急性痛风性关节炎模型大鼠受试关节的炎性病变[2]。桂枝芍药知母汤能明显抑制转基因小鼠胶原诱导性关节炎 T 淋巴细胞的增殖，从而提示本方治疗类风湿关节炎的机制之一可能是通过抑制 T 细胞增殖、减少 T 细胞的激活及其一系列免疫介质的释放，维持机体免疫稳态，防止关节损伤而达到治疗作用[3]。

---

① 许家骊，罗霄山，张诚光．桂枝芍药知母汤抗风湿的药效学研究［J］．中药材，2003，26（9）：662-664.

② 武士杰．桂枝芍药知母汤治疗痛风的作用机制研究［D］．太原：山西省中医药研究院，2014.

③ 张琦，吴轰，江泳，等．桂枝芍药知母汤对转基因小鼠胶原诱导性关节炎 T 淋巴细胞增殖的影响［J］．成都中医药大学学报，2006，29（3）：24-26.

【病案示范】

李某，女，50岁，2003年6月11日就诊。患者从1992年6月开始出现多处关节红肿疼痛，尤以手指关节为甚，伴晨僵。诊断为类风湿关节炎。现症：指关节肿胀变形、僵硬、疼痛，不能受力，膝关节酸痛怕风寒，身体消瘦，下肢变形、屈伸不利，行动障碍；晨起时面部虚浮，短气，眩晕，心中郁闷不舒，双脚肿胀、手心灼热、口干口苦，舌质偏暗红、苔白，脉滑偏细。已服激素、甲氨蝶呤、来氟米特等药物治疗半个月，因效果不明显而要求结合中药辨证治疗。中医辨证为风寒阻络，痰瘀痹阻。处方：桂枝12g，芍药9g，麻黄9g，生姜15g，白术15g，知母12g，防风12g，附子9g（炮），全蝎6g，土鳖虫6g，白僵蚕10g，秦艽10g，炙甘草6g。服7剂，水煎服，每日1剂。上方服1周后疼痛减轻，余症未变。守上方随症加减治疗2个月后，指关节疼痛消失，肿胀大减，手指能用力，不畏风寒，病情大为缓解。

按语：类风湿关节炎病因不明确，可能与遗传、感染、气候环境因素等多种外来抗原诱发有关，其病理主要是持续的、进行性的关节滑膜炎、血管翳与类风湿结节。从中医的角度分析，风寒湿邪一旦侵袭人体，阻滞经络，气血瘀阻，日久痰瘀痹阻、深筋着骨而成本病。桂枝芍药知母汤治疗，一方面温经散寒，强壮筋骨以顾其本；另一方面祛风散寒，活血通络，祛风化痰止痛以治其标。方药对症，标本兼顾。

【三层锚定】

（1）第一层机理锚定：桂枝芍药知母汤之方机，首当明补虚散邪配伍，此第一要义，"阳气不能外达，寒湿遂留于关节"，不通则痛也，参合九味，则明寒郁化热、寒热错杂、虚实夹杂乃桂枝芍药知母汤之病机。

（2）第二层辨证锚定：一寒，感受风寒湿邪，指关节肿胀变形、僵硬、疼痛，不能受力，膝关节酸痛怕风寒，下肢变形、屈伸不利，行动障碍；二热，风湿郁久，渐次化热，故见双脚肿胀、手心灼热、口干口苦，舌红、脉数；三虚，湿困中焦，故见面部虚浮，短气，眩晕，心中郁闷不舒，形体消瘦等。

（3）第三层药理锚定：研究证明，桂枝芍药知母汤可明显降低佐剂性关节炎大鼠炎性组织中前列腺素 E_2 的含量，抑制炎症反应时白细胞的游走。

此外，可降低风湿性关节炎动物模型血清中异常增高的白介素-1β、肿瘤坏死因子-α浓度，从而控制类风湿关节炎的病情发展，还可抑制T淋巴细胞的增殖，缓解风湿性关节炎患者的病情①。

〇七
升麻鳖甲汤

升麻鳖甲汤出自《金匮要略》：升麻二两，当归一两，蜀椒炒去汗，一两，甘草二两，鳖甲手指大一片，炙，雄黄半两，研。上六味，以水四升，煮取一升，顿服之。老小再服，取汗。

升麻鳖甲汤的常用量：升麻12g，当归6g，蜀椒（炒去汗）3g，甘草6g，鳖甲12g，雄黄0.05g（冲服）。

原治：阳毒之为病，面赤斑斑如锦纹，咽喉痛，唾脓血，五日可治，七日不可治，升麻鳖甲汤主之。阴毒之为病，面目青，身痛如被杖，咽喉痛，五日可治，七日不可治，升麻鳖甲汤去雄黄、蜀椒主之。（《金匮要略·百合狐惑阴阳毒病脉证治》）

【方解】

方中重用升麻，主解百毒，借其升散之力以达透邪解毒之功，《绛雪园古方选注》谓其入阳明、太阴二经，统治温疬阴阳二病。但升麻仅走二经气分，故佐以当归通络中之血，以甘草解络中之毒。方中雄黄辟瘟驱疫，《本草纲目》谓其可"杀百毒，辟百邪"。蜀椒既可解毒止痛，又可领诸药出阳分而透邪。鳖甲行血散瘀，既可领诸药入阴分以搜毒，又可守护营神，俾椒、黄猛烈之品攻毒透表，不乱其神明。本方是仲景治疗阴阳毒病阳毒的主方，配伍严谨精要。后世谨守其血分受邪之病机，将其广泛应用于各种皮肤、风湿免疫及其他疾病的治疗，疗效卓著。

---

① 赵慧，顾立刚，陈小军，等.桂枝芍药知母汤对Ⅱ型胶原诱导性关节炎大鼠血清肿瘤坏死因子-α、白细胞介素1β活性的影响［J］.中国中医药信息杂志，2005，12（11）：27-29.

【辨证要点】

一热：邪热内蕴，咽喉痛，吐脓血。

二毒：邪毒蕴结，面赤斑斑如锦纹。

三瘀：瘀血阻络，面目青，身痛如被杖。

【药理作用】

升麻鳖甲汤具有抗炎、镇静、解热、增强机体免疫功能的作用，能促进红细胞和血红蛋白的恢复。其作用类似于免疫调节剂、皮质激素、抗组胺药等药物。升麻中富含的活性物质具有抑制核苷运转、抗病毒、抗肿瘤、调节神经内分泌功能、抗骨质疏松、消炎等多种作用[1]。当归可通过促进巨噬细胞分泌细胞因子，以及提高自然杀伤细胞和细胞毒性 T 细胞的杀伤活性，提高机体的免疫功能。此外，当归多糖可增加红系造血调控因子的分泌，促进红系造血[2]。鳖甲中提取出的生物活性成分具有补血、抗肿瘤、抗辐射、增强免疫功能等作用[3]。甘草能调节细胞免疫、体液免疫，还具备皮质激素样作用，可延缓皮质激素代谢率，延长其作用时间及强度[4]。

【病案示范】

患者，女，33 岁，2016 年 10 月初诊。肾穿刺活检病理诊断为狼疮肾炎Ⅳ型，既往接受激素加环磷酰胺的治疗，致骨质疏松、双侧股骨头坏死，满月脸明显，其间病情反复发作。1 周前因感冒而面部红斑加重，色暗红，面色铁青，周边布满鳞屑，疼痛，感冒自愈后，红斑未退，并伴有颜面潮红，双下肢水肿，持续低热，咽喉痛，烦躁口干，关节疼痛，倦怠乏力，纳眠欠佳，二便正常，舌红绛，脉弦。尿蛋白（+++）。就诊时激素仍在维持使用。

① 刘勇，陈迪华，陈雪松. 升麻属植物的化学、药理与临床研究 [J]. 国外医药：植物药分册，2001，16（2）：55-58.

② 刘医辉，杨世英，马伟林，等. 当归药理作用的研究进展 [J]. 中国当代医药，2014，21（22）：192-193.

③ 温欣，周洪雷. 鳖甲化学成分和药理药效研究进展 [J]. 西北药学杂志，2008，23（2）：122-124.

④ 王新绘，李金耀，刘晓颖，等. 甘草及其有效成分对免疫系统调节作用研究进展 [J]. 中成药，2016，38（2）：4.

证属热毒血瘀、阴虚内热，治宜透邪解毒、活血散瘀、养阴清热。方以升麻鳖甲汤加茯苓15g，薏苡仁15g，水半夏9g，紫草10g，牡丹皮10g，赤芍药12g，白花蛇舌草10g，炒白术15g，佩兰6g，木香5g，蝉蜕10g，薄荷10g，积雪草15g，青蒿15g，生地黄10g，知母6g，水煎服，日1剂。嘱维持原激素治疗方案。14天后复诊，热退身凉，诸症皆减。原方加党参10g、麦冬15g、丹参20g，续治14天，斑块消退，尿蛋白（-），未发生反跳及其他不适，继续予本方加减治疗，门诊随访，至今未复发。

按语：本例患者病程日久，因病情活动骤然起病，加之其曾接受激素和免疫抑制剂药物治疗，阳热之品久服更易伤阴耗气，故表现以阴虚内热为本，火毒炽盛为标，其发热、发斑、烦躁、关节疼痛等症状皆为热毒血瘀之象。升麻鳖甲汤荡涤血分蕴蓄之热毒，顿挫病势，与大量清热解毒、凉血散瘀药物配伍，旨在增强治疗作用。配伍炒白术、木香、佩兰健脾和胃，茯苓、积雪草、薏苡仁加强健脾利湿解毒之功。此外，薄荷、蝉蜕疏风清热利咽。方中鳖甲滋阴退热，入络搜邪，青蒿芳香化湿，引邪外出，二药相配有先入后出之妙。其中牡丹皮凉血透热，可助青蒿透泄阴分之伏热，诸药协调，对本病起到缓解和控制作用。

【三层锚定】

（1）第一层机理锚定：系统性红斑狼疮是一种多器官、多系统损害的自身免疫性疾病。狼疮肾炎是系统性红斑狼疮累及肾脏所引起的一种免疫复合物性肾炎。中医学虽无系统性红斑狼疮的病名，但《金匮要略》有载"阳毒之为病，面赤斑斑如锦纹，咽喉痛，唾脓血""阴毒之为病，面目青，身痛如被杖，咽喉痛"，与系统性红斑狼疮临床表现十分相似。故笔者以张仲景所创治"阴阳毒"之专方升麻鳖甲汤为主加减治之。

（2）第二层辨证锚定：患者病程日久，因病情活动，骤然起病，加之其曾接受激素和免疫抑制剂药物治疗，阳热之品，久服更易伤阴耗气，故表现以阴虚内热为本，热毒血瘀为标，锚定热、毒、瘀为辨证要点。

（3）第三层药理锚定：升麻、鳖甲、甘草药理作用见前文；当归具有保护心肌、抑制血管收缩及降压作用，对神经系统的作用表现在中枢抑制、镇痛、抗惊厥、神经修复等多个方面。同时常配伍青蒿、积雪草、丹参，药理证明，青蒿及青蒿提取物具有免疫抑制及免疫调节作用，可有效阻止肾间质纤维化及肾小球硬化，保护肾功能，并能抑制狼疮肾炎复发；积雪草所含的黄酮类成分具有较强的抗氧化功能，可增强免疫调节能力。

〇八

当归芍药散

当归芍药散出自《金匮要略》：当归三两，芍药一斤，茯苓四两，白术四两，泽泻半斤，川芎三两。上六味，杵为散，取方寸匕，酒和，日三服。

当归芍药散的常用量：当归 9g，白芍 24g，茯苓 12g，白术 12g，泽泻 12g，川芎 10g。

原治：妇人怀娠，腹中疠痛，当归芍药散主之。（《金匮要略·妇人妊娠病脉证并治》）

【方解】

方中重用白芍，其味酸，收敛肝阴以养血，柔肝止痛；当归甘温质润，长于补血，并可活血止痛；川芎为血中之气药，辛散温通，既能活血化瘀，又能行气止痛；三药共用以养肝血，疏肝郁，活血止痛。茯苓药性平和，甘则能补，淡则能渗，既可祛邪，又可扶正，利水而不伤正；白术为"脾脏补气健脾第一要药"，长于补气以复脾运，又能燥湿、利尿以除湿；泽泻利水之力强，又可利小便以实大便；三药共用，泄有余之蓄水从小便而出，祛邪而不伤正。诸药合用，共奏养血调肝、健脾利湿之效，为治疗妇人肝脾失调、血滞湿阻证的常用方。本方配伍特点有三：一是补泻兼施、泻中寓补；二是津血并调，治血为主；三是肝脾同治，调肝为要。

【辨证要点】

一虚：肝血虚表现，如面唇少华，头昏、目眩、爪甲不容，肢体麻木，腹中拘急而痛，或绵绵而痛，或月经量少，色淡甚至闭经，舌淡，苔白腻或薄腻，脉弦细等。

二实：脾虚湿阻，证见纳少体倦，白带量多，面浮或下肢微肿，小便不利或泄泻。

【药理作用】

临床药效证实，孕妇长期服用当归芍药散可明显缩短分娩时间、减轻分娩过程中疼痛感，分娩后查看胎儿，均发育良好，无畸变病例，说明该方不影响婴儿发育。有流产史或是早产中产妇发生腹痛时，服用此方有安胎的功效。当归芍药散能刺激大脑皮质合成烟碱、乙酰胆碱受体，因而它能直接作用于脑，从而加速神经内分泌调节的排卵过程[①]。当归芍药散具有显著的抗氧化、清除自由基、改善脑血流动态和脑微循环、保护中枢神经系统、抑制血小板聚集、抗炎、增强记忆力等作用，体外实验显示能促进神经干细胞增殖[②]。当归芍药散具有调血脂、镇痛及保护心肌细胞等诸多功效，能够有效治疗血脂异常、冠心病。当归芍药散含药血清可明显减少心肌细胞缺氧再灌注时细胞酶的漏出，减轻心肌细胞的损伤，因而对心肌细胞缺氧再灌注具有保护作用，能够有效治疗垂体后叶素所致心肌缺血，对心肌细胞具有明显的保护作用，其作用机制可能与提高内皮型一氧化氮合酶活性、促进一氧化氮产生、增强超氧化物歧化酶活性及降低丙二醛含量相关[③]。当归芍药散可明显改善肝硬化腹水大鼠肝功能，减少腹水生成及延缓肝脏病理改变进程，其作用机制可能与精氨酸加压素有关。当归芍药散中芍药含鞣质等多种成分，有改善肾功能、镇痛、镇痉作用，其改善肾功能作用与大黄中所含鞣质的功能相近[④]。当归芍药散可以有效地清除机体内的自由基，提高机体内超氧化物歧化酶的活性，从而达到较好的抗衰老作用[⑤]。

【病案示范】

患者，女，40岁，2000年3月初诊。因经量逐渐减少半年余，伴面部出现黄褐斑3月余就诊。自诉半年前因工作压力月经量逐渐减少，伴经前乳

① 刘艳娜. 当归芍药散的组方和药理药效研究 [J]. 世界最新医学信息文摘, 2017, 17 (17): 102.

② 兰洲, 马世平, 刘继平, 等. 当归芍药散对神经干细胞增殖作用的体外研究 [J]. 中药药理与临床, 2015, 31 (1): 11-14.

③ 于永军, 宋晓雨, 蔡景竹, 等. 当归芍药散煎剂对垂体后叶素所致小鼠心肌缺血的影响 [J]. 中国实验方剂学杂志, 2012, 18 (6): 243-246.

④ 马倩倩. 加味当归芍药散治疗原发性肾病综合征的临床研究 [D]. 济南: 山东中医药大学, 2012.

⑤ 朱卫东. 对当归芍药散抗衰老作用的研究 [J]. 当代医药论丛, 2017, 15 (13): 1-2.

房胀痛、经色偏暗，月经周期正常，无痛经，无血块，3 个月前面部开始长黄褐斑，皮损为淡褐色至深褐色，两颊对称出现，呈蝶形，边界清楚。患者平素身体欠佳，面唇少华，头昏目眩，腹中绵绵而痛，月经量少，纳少体倦，白带量多，面浮微肿，小便不利，舌淡苔薄腻，脉弦细。证属肝郁脾虚，血瘀湿阻。治宜疏肝健脾，活血化湿，方用当归 9g、赤白芍各 12g、茯苓 12g、白术 12g、泽泻 12g、川芎 10g、地骨皮 12g、桑白皮 12g。每日 1 剂，水煎服。服 7 剂后，月经量较前增多，黄褐斑较前减少，继服 1 个月病愈。

按语：黄褐斑也称肝斑，又称"面尘""黧黑斑"。临床表现为面部的黄褐色色素沉着，多呈对称性蝶形分布于颊部。多见于女性，血中雌激素水平高是主要原因，其发病与妊娠、长期口服避孕药、月经紊乱有关。

【三层锚定】

（1）第一层机理锚定：患者素体脾胃虚弱，健运失职，湿浊内生，加之工作压力导致肝脏失疏，气机阻滞，肝郁脾虚，血瘀湿阻，气滞血瘀，最终导致气血生化不足，经量减少，冲任失调，气血不能上荣于颜面，则易诱发黄褐斑。

（2）第二层辨证锚定：一虚，肝血虚表现，如面唇少华，头昏目眩，腹中绵绵而痛，月经量少，舌淡苔薄腻，脉弦细；二实，脾虚湿阻，见纳少体倦，白带量多，面浮微肿，小便不利。

（3）第三层药理锚定：现代实验研究证明，当归芍药散能显著提高由紫外线照射引起的黄褐斑病理模型动物血液及皮肤组织中超氧化物歧化酶的活性，降低丙二醛的含量，降低体内过氧化程度，增强抗氧化能力及清除自由基的能力，减少黑色素细胞的生成及皮肤色素沉着，且能使受损组织得到修复，对黄褐斑有明显治疗作用[1]。当归芍药散有调节垂体-卵巢内分泌的功能，可改善血液流变学及微循环，为本方治疗黄褐斑提供了依据[2]。

---

[1] 苑光军，姜醒，刘斌，等．当归芍药散对黄褐斑模型 SOD、MDA 及病理形态学影响的研究 [J]．中医药信息，2008，25（6）：81-82.

[2] 刘绍永，傅延龄．当归芍药散加减治疗皮肤病应用举隅 [J]．环球中医药，2016，9（7）：812-814.

〇九

炙甘草汤

炙甘草汤出自《伤寒论》：甘草四两，炙，生姜三两，切，人参二两，生地黄一斤，桂枝三两，去皮，阿胶二两，麦门冬半升，去心，麻子仁半升，大枣三十枚，擘。上九味，以清酒七升，水八升，先煮八味，取三升，去滓，内胶烊消尽，温服一升，日三服，一名复脉汤。

炙甘草汤的常用量：炙甘草 12g，生姜 9g，桂枝（去皮）9g，人参 6g，生地黄 30g，阿胶 6g，麦冬（去心）10g，麻仁 10g，大枣（擘）10 枚。

原治：伤寒脉结代，心动悸，炙甘草汤主之。（《伤寒论·辨太阳病脉证并治》）

【方解】

以炙甘草、生地黄二者共为君药。炙甘草补中益气，且通经脉；生地黄滋阴养血，峻补真阴。两药一刚一柔，刚以益气通阳行血，柔以补血养阴，共奏益气补血之功。此外，阿胶直入肝肾，滋补先天阴血，合生地黄以助营血而宁心。麦冬养阴生津，《神农本草经》（简称《本经》）谓其主"胃络脉绝"，配伍生地者，清心而宁悸也。麻仁补中益气，与阿胶、麦冬三者共用，奏滋心阴、养心血、充血脉之功。人参大补元气，安神益智，《本经》云其"补五脏""止惊悸"，合炙甘草、大枣益心气，滋化源，使气充血足，以复脉之本。桂枝温通经脉，助阳扶卫，与甘草配伍，辛甘化阳，以温通心阳，可制动悸。生姜、桂枝，辛行温通，温心阳，通血脉，且辛温通阳之性，制约诸厚味滋腻之品之黏滞，使其轻灵流动，更益于血脉运行。诸药合用，滋而不腻，温而不燥，阳生阴长，阴阳并补，共奏滋阴补血、通阳复脉之功，亦即张仲景所言"阴阳自和，必自愈"。

【辨证要点】

一阳气虚：心动悸，脉结代。

二阴血亏：虚羸少气，舌光少苔。

三肺痿痨：咳嗽，或吐涎沫，形瘦短气，自汗盗汗，虚烦不眠，咽干舌燥，大便干结，脉虚数。

【药理作用】

炙甘草汤具有抗心律失常、抗心肌缺血再灌注损伤、补血、抗衰老等作用[1]。研究发现，炙甘草汤可显著延迟乌头碱、氯化钙导致的大鼠室性期前收缩、室性心动过速、心室颤动时间，并可以减少心律失常的延续，降低冠状动脉阻断后又灌通所导致心律不齐的发生率[2]。炙甘草汤可有效抑制快速心房起搏所致兔心房肌电重构而阻止房颤形成和维持[3]。其能明显抑制再灌性心律失常的出现，对缺血再灌性心肌损伤有明显保护作用，且有效成分配伍的效应与剂量呈一定的正相关性，并能显著降低再灌注心肌组织中脂质过氧化产物丙二醛的含量，增强超氧化物歧化酶活性。通过对小鼠灌药前后断尾采血测定红细胞数和血红蛋白含量发现，炙甘草汤有较好的补血作用[4]。炙甘草汤中的药物均属补益类药物，诸药配伍能滋阴补气、养血复脉，可增强小鼠体内超氧化物歧化酶活性，降低脂质过氧化物含量，还能促进新陈代谢，增强大脑皮质的兴奋性，并改善呼吸、循环、消化、造血等系统功能[5]。炙甘草汤还具有抗缺氧，影响核酸、蛋白质代谢的作用[6]。

【病案示范】

患者，女，42岁，2010年7月29日初诊。主诉阵发性心慌气短3月余。3个月前无明显诱因出现心慌气短，后每因情志波动或劳累过度发作，逐渐加重。刻下：心慌气短，夜间明显，伴有乏力疲劳，口干，纳差，食后腹胀，眠可，舌暗红，苔薄黄，脉结代。心电图提示：窦性心律不齐。中医诊

① 王安铸，马晓昌. 炙甘草汤临床应用研究进展［J］. 世界中医药，2020，15（11）：1662-1665.
② 胡久略，黄显章. 炙甘草汤抗心律失常作用的实验研究［J］. 时珍国医国药，2008，19（5）：1189-1190.
③ 周承志，吴成云，范恒，等. 炙甘草汤对快速起搏心房肌结构重构的影响［J］. 中国中医急症，2014，23（2）：227-229.
④ 郭显椿. 炙甘草汤和归脾汤对小白鼠补血作用的试验研究［J］. 中兽医医药杂志，1997，16（5）：12-13.
⑤ 王立斌，常繁华，狄俊英，等. 加味炙甘草汤抗心律失常作用的实验性观察［J］. 天津中医，1989，6（5）：20-21.
⑥ 魏殊豪，周亚滨. 炙甘草汤药理研究及临床应用进展［J］. 世界最新医学信息文摘，2020，3（89）：1671-1675.

断：心悸，气阴两虚型。方用炙甘草汤加减，药用：生地黄 30g，党参、麦冬、黄芪各 15g，炙甘草、桂枝各 10g，陈皮、厚朴、枳实各 6g，麻仁、丹参、地龙各 10g，干姜 6g，生姜 3 片，大枣 5 枚。7 剂，日 1 剂，黄酒100ml，水适量，煎 800ml，分早晚两次温服。2010 年 8 月 5 日二诊：纳仍欠佳，食后腹胀，余症均好转，舌暗红，苔薄黄，脉结代。上方加木香 9g、砂仁 6g，继服 7 剂。2010 年 8 月 12 日三诊：服药后心慌、乏力基本消失。心电图示：窦性心律。继服 7 剂以巩固疗效。

按语：本案处以炙甘草汤益气滋阴，通阳复脉。气血阴阳虚损，可引起气血失和，血行迟滞，停而生瘀，故加用丹参、地龙活血化瘀，通经活络；加黄芪益心气、补脾气，以资气血生化之源；陈皮、厚朴、枳实健脾、行气、消痞。复诊症状减轻，仍觉食后腹胀，加木香、砂仁行气导滞。药证合拍，故三诊诸症尽解。

【三层锚定】

（1）第一层机理锚定：气阴两虚，血脉不充，心气不足，鼓脉无力，致心神失养、心神不宁而发为心悸。心动悸，脉结代，炙甘草汤主之，行滋养津液以运中气之方法也。

（2）第二层辨证锚定：心慌气短，夜间明显，伴有乏力疲劳，口干，纳差，食后腹胀，眠可，舌暗红，苔薄黄，脉结代，合于阳气不足、阴血亏虚的证型。

（3）第三层药理锚定：炙甘草汤具有抗心律失常作用，可抑制心房肌自律性和兴奋性，延长心动周期，减慢自动起搏；抑制家兔心室肌细胞瞬时外向钾电流，延长动作电位时程，具有抗室性心律失常效应，能较好地改善心肌供血及窦房传导功能，增强心肌收缩力，双向调节心律，且不良反应少、适应面广[①]。

[①] 李园园，朱初麟，王永霞，等．炙甘草汤在心律失常治疗方面的探讨 [J]．辽宁中医杂志，2010，37（8）：1494-1495.

一〇

真武汤

真武汤出自《伤寒论》：茯苓、芍药、生姜各三两，白术二两，附子一枚，炮，去皮，破八片。上五味，以水八升，煮取三升，去滓，温服七合，日三服。

真武汤的常用量：茯苓 9g，白芍 9g，生姜 9g，白术 6g，附子 9g。

原治：

1. 太阳病发汗，汗出不解，其人仍发热，心下悸，头眩，身𥆧动，振振欲擗地者，真武汤主之。（《伤寒论·辨太阳病脉证并治》）

2. 少阴病，二三日不已，至四五日，腹痛，小便不利，四肢沉重疼痛，自下利者，此为有水气。其人或咳，或小便利，或下利，或呕者，真武汤主之。（《伤寒论·辨少阴病脉证并治》）

【方解】

本方以附子为君药，以其大辛大热、走而不守之性，达振奋阳气、蒸化水湿之目的。臣以茯苓利水渗湿，使水邪从小便去；白术健脾行水，理气除胀，气行则水行。全方重在回阳气，醒脾土，令气机行、水湿化，阳气渐复，水湿自下。佐以生姜之温散，既助附子温阳散寒，又合苓、术宣散水湿。白芍亦为佐药，其义有四：一者利小便以行水气，《本经》言其能"利小便"，《名医别录》亦谓之"去水气，利膀胱"；二者柔肝缓急以止腹痛；三者敛阴舒筋以解筋肉𥆧动；四者可防止附子燥热伤阴，以利于久服缓治。诸药相伍，温中有散，利中有化，脾肾双补，阴水得制。

【辨证要点】

一虚：舌体淡胖有齿痕，舌苔白滑，是确定诸症为少阴阳虚、水液失调证的辨证依据。

二实：痰饮水湿，阻滞三焦，导致阳虚不能化气，阳虚不能化血，阳虚不能化津，阳虚不能化精。

【药理作用】

真武汤有强心利尿、降血脂及抗动脉硬化，改善肾脏功能，增强心肌收缩力，改善左心室功能等作用[1]。真武汤还具有改善阳虚小鼠物质代谢及调节免疫功能的作用[2]。以肾上腺皮质醇的分泌量与昼夜节律变异为小鼠阳虚模型指标，喂饲真武汤后，一般阳虚症状消失，血清皮质醇昼夜平均量、峰值量、振幅值 3 项指标均恢复正常，表明本方有确切的温补肾阳的作用[3]。

【病案示范】

患者，女，46 岁，2013 年 6 月 11 日初诊。发现血脂升高 2 年，未予降脂治疗，近日体检查总胆固醇 7.6mmol/L，低密度脂蛋白胆固醇 5.2mmol/L。刻诊见身体肥胖，时有头晕，站立不稳欲倒地，夜寐时偶有身体抽动，怕冷、汗多，腹胀，大便溏，完谷不化，乏力欲寐，舌体淡胖有齿痕，舌苔白滑，脉沉微细。诊断为眩晕，阳虚水泛证，治以温阳利水，散寒通脉。拟真武汤合当归四逆汤加减：制附子（先煎）、生姜、通草、炙甘草各 6g，炒白芍、炒白术、茯苓、炒当归、大枣各 12g，桂枝 9g，细辛 3g，淫羊藿、桑叶各 15g，7 剂。二诊：患者诸症好转，但仍多矢气，予原方去大枣，加木瓜 15g、陈皮 9g、鸡内金 10g，7 剂。三诊：患者基本无站立不稳，头晕轻，二便正常，守原方继予 7 剂，低盐低脂饮食。3 个月后随访，除偶有头晕，余症皆平。

按语：古有"无痰不作眩""无虚不作眩"之说，眩晕与"痰""虚"密切相关，本案患者有头晕、站立不稳欲倒地、身体抽动、大便溏等症，与真武汤方证相应。而乏力欲寐符合少阴病阳微阴甚的病机。多汗怕冷，完谷不化，舌体淡胖有齿痕，舌苔白滑，脉沉微细，一派脾肾阳虚水泛之象。故以真武汤温少阴阳气以利水，合以当归四逆汤祛厥阴之寒。初诊加淫羊藿益精气补虚，桑叶止汗；二诊诸症好转，原法巩固，并加陈皮、木瓜、鸡内金

① 王钰霞，陈魁敏，郝伟，等．真武汤的药效学研究［J］．辽宁中医杂志，2000，27（12）：565-566.
② 杜丽．真武汤化裁治心衰临床研究及其现代作用机理的研究［J］．江西中医药，1999，30（3）：37-38.
③ 周仕明，张启明，王哲民．真武汤对阳虚小鼠肾上腺皮质醇昼夜节律的影响［J］．山东中医学院学报，1996，20（1）：46-47.

以健脾胃利湿；三诊泛滥之水得制，阳气得充，原方调理巩固。使用经方时讲究"方证相应""有是证，用是方"，临床上若能正确地实行方证对应，疗效自然不凡。

【三层锚定】

（1）第一层机理锚定：水气上冲，多侵犯心肝二脏：水上冲于肝，可见头眩、身瞤动、振振欲擗地等肝风内动之象，谓之"水肝病"；水上冲于心，则见心悸，肢体水肿沉重，小便不利等证，谓之"水心病"。

（2）第二层辨证锚定：尽管临床症状表现不同，但少阴阳虚水停之病机则一。临床多以"四肢畏寒、喘、肿、悸、眩、瞤、惕、大便溏薄、小便不利，舌质淡胖、边有齿痕，苔白滑润，脉沉微细或浮大、按之则虚"等症为辨证锚点。

（3）第三层药理锚定：真武汤能明显降低食饵性高脂血症动物的血清总胆固醇（TC）、甘油三酯（TG）、低密度脂蛋白胆固醇（LDL-C）水平，升高高密度脂蛋白胆固醇（HDL-C）水平，显著降低动脉硬化指数，升高抗动脉粥样硬化比值。组织学观察显示，该方对动脉粥样硬化的形成有明显的对抗作用，提示本方能降低脂质含量、改变脂蛋白成分，因此，对高脂血症及动脉硬化有良好的防治作用[1]。临床研究亦表明，真武汤能明显降低高脂血症患者的血脂、血浆黏度、血细胞比容水平和纤维蛋白原含量[2]。

乌梅丸

乌梅丸出自《伤寒论》：乌梅三百枚，细辛六两，干姜十两，黄连十六两，当归四两，附子六两，炮，去皮，蜀椒四两，出汗，桂枝去皮，六两，人参六两，黄柏六两。上十味，异捣筛，合治之，以苦酒渍乌梅一宿，去核，蒸之五斗

① 卢荩生. 真武汤提取物干预实验性肥胖及影响血脂代谢和机制的研究 [J]. 四川生理科学杂志，2004，26（2）：49-51.
② 王均宁，韩涛，姚明渝. 真武汤对脂质代谢影响的实验研究 [J]. 中国中医药科技，1996，3（3）：44.

米下，饭熟捣成泥，和药令相得，内臼中，与蜜杵二千下，丸如梧桐子大。先食饮服十丸，日三服，稍加至二十丸。

乌梅丸的常用量：乌梅 9g，细辛 3g，干姜 3g，川椒 3g，桂枝 9g，黄连 3g，黄柏 6g，人参 6g，当归 9g，炮附子 9g（先煎）。

原治：伤寒，脉微而厥，至七八日肤冷，其人躁，无暂安时者，此为脏厥，非蛔厥也。蛔厥者，其人当吐蛔。令病者静，而复时烦者，此为脏寒。蛔上入其膈，故烦，须臾复止；得食而呕，又烦者，蛔闻食臭出，其人常自吐蛔。蛔厥者，乌梅丸主之。又主久利。（《伤寒论·辨厥阴病脉证并治》）

【方解】

本方由乌梅（酸醋浸）、黄连、黄柏、细辛、川椒（花椒）、干姜、桂枝、炮附子、当归、人参组成。方中重用味酸之乌梅为君药以敛肝之真气，驱蛔下利。臣以附子、干姜、花椒、桂枝、细辛温阳而理气，疏木达郁，遵从《内经》"肝欲散，急食辛以散之，用辛补之，酸泻之"的治疗主旨。肝虚不得疏泄，肝气不舒，郁火炽盛则易化火伤阴，又配伍黄连、黄柏苦寒泻火，下蛔而清热；佐以人参、当归之甘味温益脾胃，调和气血，培土荣木。使以蜂蜜甘缓和中，调和诸药。全方缓肝调中，清上温下，寒热并用，虚实并治，攻补兼施；酸辛苦甘，刚柔相济；辛开苦降，土木双调。

【辨证要点】

一，阳虚阴寒内盛和相火内郁化热，脉弦、按之减。

二，可见由肝阳虚所引发的症状，只要有一二症即可。

【药理作用】

乌梅丸具有抗炎、调节免疫、调节肠道菌群、促进胃肠功能恢复、抑制细胞凋亡、抗氧化损伤、修复黏膜屏障等多方面的作用。其实验研究主要集中在溃疡性结肠炎、肿瘤及糖尿病领域。研究表明，本方对溃疡性结肠炎大鼠细胞因子具有免疫调节作用，可以上调抗炎细胞因子、下调促炎细胞因子，减轻炎症损害，抑制肠道炎症反应[1]。乌梅丸能抑制肠黏膜血管活性肠

---

[1] 丁晓洁，董正平. 乌梅丸的实验研究进展［J］. 中国医药导报，2017，14（12）：52-55.

肽的表达，促进 P 物质表达，降低胃残留率，提高小肠推进率。

【病案示范】

患者，女，44 岁，2016 年 2 月 23 日就诊。罹患慢性溃疡性结肠炎 20 余年，近 2 周加重。现便不成形，便前腹痛，便中带血，日行 5~6 次，纳差，乏力，面色苍白。舌淡苔白，脉沉细。中医诊断为泄泻。西医诊断为溃疡性结肠炎。观其脉证，辨为阳虚运化失健，寒热混杂损伤肠络。治以温阳逐寒，清肠止血为法。予乌梅丸加减，方药如下：乌梅 12g，党参、白芍各 15g，附子（先煎）、姜炭各 3g，当归、黄芩炭、地榆炭各 6g，金银花炭 3g、砂仁（后下）3g。经四诊，服药 2 个月余，病情明显好转。3 个月后随诊，患者情况稳定，大便每日 1~2 次，便已成形，无腹痛，便血已除，精神尚佳。

按语：近期研究发现，慢性溃疡性结肠炎患者血液具有浓稠性、聚集性、黏滞性的特征[1]，不论中医辨为哪一型，都有瘀血存在，且伴有虚证时，瘀血表现更明显。故加当归、白芍补气调气养血，为本病治疗之要药。古有治痢"红痢（血多）用当归，白痢（脓冻）用芍药"的说法。若血止、脓退，重用白芍，在肠黏膜表面形成一层保护层，保护再生之上皮及肉芽组织[2]。再酌加补虚药，以利整体恢复。患者寒证明显，故选党参以温中补气。因其久病正虚，故治标之药，如姜、芩、地榆及金银花等皆用炭，缓其性，用其效，使之无伤正之虑，且炭药善于收涩，固肠止血又有疗溃之功。本方选用砂仁，取其芳香辛温，醒脾开胃、行气温中之效，以化湿行气，和中止痢。此外，药理研究显示，砂仁可通过对抗胃肠黏膜攻击因子、调控抗炎因子平衡、下调结肠异常细胞凋亡而达到抗溃疡的作用，并能够调控炎症因子的释放从而达到镇痛消炎止泻的目的[3]。

【三层锚定】

（1）第一层机理锚定：在阳气虚馁的脏寒基础上，又有相火内郁化热，

① 燕东，刘绍能. 乌梅丸在消化系统疾病中的应用探析［J］. 北京中医药，2011，30（7）：510-511.
② 姚茹冰，邱明义，胡兵，等. 乌梅丸对溃疡性结肠炎大鼠结肠粘膜形态学的影响［J］. 广州中医药大学学报，2003，20（1）：59-62.
③ 陆山红，赵荣华，幺晨，等. 砂仁的化学及药理研究进展［J］. 中药药理与临床，2016，32（1）：227-230.

因而形成了寒热错杂证，正如尤在泾所云："积阴之下，必有伏阳。"厥阴病的本质是肝阳虚导致寒热错杂，乌梅丸证的病机正包含阳虚阴寒内盛和相火内郁化热两方面，故致寒热错杂。

（2）第二层辨证锚定：患者久病，纳差、乏力、便溏、面色苍白、舌淡，均为久病脾肾虚寒之象；便中带血，示寒热混杂伤于肠络。寒热混杂，寒重热轻。故以乌梅丸为主方，寒热并用，扶正祛邪，标本兼治。

（3）第三层药理锚定：乌梅丸对动物炎性肠黏膜上皮细胞有修复作用，可以修复溃疡性结肠炎大鼠结肠黏膜屏障，这种作用与剂量呈正比关系[①]。

一二

小建中汤

小建中汤出自《伤寒论》：桂枝三两，去皮，甘草二两，炙，大枣十二枚，擘，芍药六两，生姜三两，切，胶饴一升。上六味，以水七升，煮取三升，去滓，内饴，更上微火消解。温服一升，日三服。

小建中汤的常用量：桂枝 15g，白芍 30g，炙甘草 10g，生姜 15g，红枣 30g，饴糖 50g。

原治：

1. 伤寒，阳脉涩，阴脉弦，法当腹中急痛，先与小建中汤，不差者，小柴胡汤主之。（《伤寒论·辨太阳病脉证并治》）

2. 虚劳里急，悸，衄，腹中痛，梦失精，四肢酸疼，手足烦热，咽干口燥，小建中汤主之。（《金匮要略·血痹虚劳病脉证并治》）

【方解】

方中重用甘温质润之饴糖为君药，益脾气养脾阴，温补中焦，兼可缓肝之急，润肺之燥，温中补虚，和里缓急；桂枝温阳气，白芍益阴血，二者调和阴阳，并为臣药；炙甘草甘温益气，与白芍相合，酸甘化阴而益肝滋脾，

---

① 惠毅，闫曙光，李京涛. 乌梅丸对溃疡性结肠炎大鼠结肠上皮组织 MUC2 和 TFF3 的影响 [J]. 陕西中医，2015，36（9）：1268-1269.

缓急止痛，与饴糖、桂枝相合，辛甘化阳而温补中虚，为佐药；生姜辛温暖胃，大枣甘温补脾，合而升腾中焦生发之气而行津液，脾胃健而营卫通，故亦为佐药。中气健，化源充，则五脏有所养，里急腹痛、手足烦热、心悸、虚烦可除。

【辨证要点】

（1）以心中悸而烦或脘腹急痛为基本要点。

（2）以手足烦热，或四肢酸困，或短气乏力为审证要点。

（3）以舌淡、苔白、脉浮弱或虚为鉴别要点。

【药理作用】

现代药理研究证明，本方既可抗炎、调节免疫、镇痛镇静、抗溃疡、强心，又能促进消化，提高机体的代谢能力。方中白芍、桂枝、甘草等有效活性成分均具有显著的抗炎作用，实验结果提示，小建中汤能够增强机体特异性与非特异性免疫功能[①]。芍药含芍药苷，有良好的解痉作用，对大鼠、豚鼠的离体肠管和在体胃的运动都有明显抑制作用，并有镇痛、镇静、抗惊厥和抗溃疡作用，对大白鼠应激性溃疡有预防作用。桂枝含有桂枝油，可促进胃液分泌，帮助消化，并可解痉、镇痛和强心。大枣可保护肝脏，增强肌力，增加体重。饴糖则提供人体代谢所必需的能量[②]。

【病案示范】

患者，男，52岁，2017年4月1日初诊。自觉胃冷胃困1年余，加重2周。今面色发黄，脘腹拘急疼痛，时轻时重、喜温喜按，神疲乏力、心中动悸、烦热、口燥咽干、烧心，嗳气，纳可，大小便无殊，夜寐可，舌淡苔白，脉沉细。^{13}C呼气试验：幽门螺杆菌（Hp）阳性。胃镜诊断：慢性萎缩性胃炎；病理示：（胃窦）慢性轻度萎缩性胃炎，肠化中度。中医诊断：胃痞，脾胃虚寒。西医诊断：幽门螺杆菌感染，慢性萎缩性胃炎。治疗方案：

---

① 沈祥春，陶玲，柏帅. 小建中汤抗炎免疫作用的实验研究［J］. 时珍国医国药，2008，19（9）：2100-2101.

② 林致辉，周庆莹，王梦妮，等. 小建中汤对运动性疲劳小鼠骨骼肌 AMPK/PGC 1-α 信号通路的影响［J］. 中国实验方剂学杂志，2020，26（13）：73-78.

予标准四联药物口服根除 Hp，疗程 14 天，同时口服中药汤剂温中散寒，健脾理气，方以黄芪建中汤合良附丸加减，药用：饴糖 30g，白芍 20g，黄芪、蒲公英、茯苓各 15g，桂枝、生姜、炙甘草各 10g，木香、砂仁、高良姜、香附、莪术、黄芩、陈皮各 10g，大枣 4 枚。14 剂，日 1 剂，水煎 400ml，分早晚两次温服。4 月 15 日二诊：诸症减轻，烧心、嗳气症状基本消失，纳可，大便正常，舌脉同前。守方继服 14 剂。4 月 29 日三诊：又觉胃困冷，胃胀，纳少，余无明显不适，舌淡红，苔薄白，脉弦细。今日（停服四联药物 2 周后）复查 Hp 转阴。原方加当归、白花蛇舌草、太子参、麦冬、乌药各 15g 以补气养阴、活血行气，继服 14 剂。6 月 13 日四诊：纳少，自觉不消化，余症减轻，舌淡红，苔厚腻，脉弦细。上方加焦三仙、鸡内金、炒莱菔子各 15g 以健脾助运、消食和胃，继服 7 剂。治疗后患者前诉诸症消失，上方去高良姜、香附、陈皮、乌药，继服 1 个月巩固疗效。7 月 23 日复查胃镜示：慢性浅表性胃炎；病理示：黏膜慢性炎，伴肠化轻度。嘱其口服中成药猴头菌提取物颗粒 1 个月。随访 3 个月，未诉明显不适。

按语：患者素体脾胃虚寒，兼夹血瘀、气滞等邪毒内犯，气机升降失调致胃困胃冷，见胃脘部胀痛，烧心嗳气，即《素问·评热病论》所谓"邪之所凑，其气必虚"，主方选用黄芪建中汤合良附丸健脾温中以治本，在此基础上加用抑杀 Hp 的中药蒲公英、黄芩、茯苓等提高根除率，相关研究报道证实了这些药物的有效性[1]。慢性萎缩性胃炎多由慢性浅表性胃炎发展而来，病情迁延，病史较长，久病气血运行不畅必有瘀；现代研究认为，其发生与血液高黏高凝状态、血液循环障碍、代谢异常等关系密切[2]，故将黄芪、桂枝、莪术等补气活血药贯穿始终，随症加减，使 Hp 得以根除，黏膜萎缩得以逆转。

【三层锚定】

（1）第一层机理锚定：气主温煦，血主濡养。气血虚弱，寒邪乘虚侵入或内生，导致气血不得温养脉络，故腹中急痛，喜温喜按；气血虚不能滋养

① 李星. 中医药治疗幽门螺杆菌相关性胃病的研究近况［J］. 西部中医药，2004，17（9）：47-48.
② 殷静，易晋宇，徐波，等. 血瘀理论与慢性萎缩性胃炎的诊治［J］. 中华中医药学刊，2019，37（3）：624-627.

心神，寒邪困扰，肆虐神明，故心悸而烦；气血虚弱不能滋养肌肤，故发黄；气虚而不升津，血虚而不滋荣，故口干咽燥；舌淡，苔薄白，脉沉细，皆为气血虚有寒之象。本方证病机为气血虚弱，不能滋养脾胃脉络，或不能温养心神，或不能荣养肌肤。

（2）第二层辨证锚定：因中焦虚寒、肝脾失调、阴阳不和引起的病证。中焦虚寒时，阳气不能得到温煦，导致土虚木乘，出现脘腹拘急疼痛、时轻时重、喜温喜按等症状。中焦虚寒也会导致化源匮乏、阴阳俱虚，表现为神疲乏力、心中动悸等阳气亏虚的症状，以及烦热、口燥咽干等营阴亏虚的症状。舌淡苔白、脉细弦也是虚寒及肝脾失和辨证锚定，临床上一般遵守有邪祛邪、无邪建中、终极补肾的原则。

（3）第三层药理锚定：现代医学研究发现，慢性萎缩性胃炎患者经活血化瘀药物治疗后，其血液流变学指标明显下降，胃黏膜微循环、微灌注明显改善，临床症状改善，胃黏膜萎缩可减轻。Hp 感染临床可致多种胃病，部分患者有临床表现，亦有部分患者无任何症状，因此强调将辨证与辨病相结合，形成宏观、微观、药理多层次统一的立体辨证，使临床疗效除能有效根除 Hp 外，尚能对相关胃病有一定缓解作用，改变镜下表现，改善患者症状，更能降低复发率，提高患者生存质量[①]。

一三
黄芪桂枝五物汤

黄芪桂枝五物汤出自《金匮要略》：黄芪三两，芍药三两，桂枝三两，生姜六两，大枣十二枚。上五味，以水六升，煮取二升，温服七合，日三服。

黄芪桂枝五物汤的常用量：黄芪 30g，桂枝 9g，芍药 9g，生姜 18g，大枣 4 枚。

原治：血痹，阴阳俱微，寸口关上微，尺中小紧，外证身体不仁，如风痹状，黄芪桂枝五物汤主之。（《金匮要略·血痹虚劳病脉证并治》）

---

① 崔学增，郭传军，崔儒敏. 论血瘀与慢性萎缩性胃炎的关系 [J]. 山东中医杂志，1996，15（2）：54-55.

【方解】

方由黄芪、桂枝、白芍、生姜、大枣五味药组成，具有益气温经、和血通痹之功效，凡证属气虚血滞，营卫不和者，皆可选用。方中黄芪为君药，甘温补气，通营卫二气，为治表虚药；桂枝辛散温通，能振奋气血，温经脉寒滞，散寒止痛，活血通络；芍药温经通痹，和营理血；合生姜、大枣甘温补中，调和营卫，共收温阳行痹之效。全方固表而不留邪，散邪而不伤正，邪正兼顾。

【辨证要点】

（1）肌肤麻木不仁，肢节疼痛。
（2）汗出恶风，脉微。

【药理作用】

近年来药理研究证明，本方具有抗炎、镇痛、抗氧化、调节免疫的功能。此外，还能有效改善微循环、血液流变学性质，保护心血管，营养神经，止痒等。黄芪桂枝五物汤能够提高镇痛模型小鼠的痛阈值，明显抑制醋酸所致小鼠的扭体反应。在抗炎实验中，黄芪桂枝五物汤能够抑制二甲苯所致小鼠耳肿胀，且能降低小鼠腹腔毛细血管的通透性，抑制大鼠棉球肉芽肿组织增生。且对于蛋清引起的大鼠足肿胀有较强抑制作用，还能抑制弗氏完全佐剂所引起的大鼠原发性关节炎[1]。研究还发现，黄芪桂枝五物汤能够增加正常和免疫功能低下模型小鼠碳廓清吞噬功能，提高机体对有害刺激的防御作用[2]。本方治疗冻疮的机制或与调节失衡的血栓素 B_2、前列腺素 $F_{1\alpha}$，阻断或纠正血液高黏滞状态的恶性循环，改善微循环血液流变学有关。其对血小板聚集有明显的抑制作用，或因此能抑制脑梗死的发生。对抗垂体后叶素所致的大鼠心肌缺血，对心肌有保护作用，且对阳虚寒凝所致血瘀有一定治疗作用，可改善血瘀状态，防止血栓生成，改善微循环，对心肌梗死有一

① 黄兆胜，施旭光，朱伟，等．黄芪桂枝五物汤及其配伍抗炎镇痛的比较研究［J］．中药新药与临床药理，2005，16（2）：93-96.
② 赵乐，李艳彦．黄芪桂枝五物汤对 D-半乳糖联合右旋糖酐-40 致小鼠衰老皮肤瘙痒模型 AQP3 的影响［J］．中国实验方剂学杂志，2015，21（7）：148-154.

定的防治作用①。

【病案示范】

患者，男，49岁，2015年11月1日初诊。2型糖尿病6年余，长期予胰岛素控制血糖。患者诉近半年双下肢麻木不仁、发凉，疲乏，大便溏，小便清长，舌体胖大有齿痕、舌质暗，苔薄白，脉微。查体：双下肢皮温较低，双足背动脉搏动减弱。测空腹血糖7.2mmol/L，糖化血红蛋白6.8%。查双下肢肌电图示：双下肢周围神经损害，排除其他因素引起的周围神经病变。西医诊断：糖尿病周围神经病变；中医诊断：肢痹，辨证属阳虚血寒，瘀血阻络型。宜益气温阳、活血通脉。投以黄芪桂枝五物汤加减，药用：白术、生山药、薏苡仁、白芍各30g，黄芪、麦冬、百合、当归各20g，桂枝、红花、神曲各15g，炙附片（先煎）、莱菔子、甘草各10g。水煎服，每日1剂。服7剂后患者下肢麻木、发凉，疲乏等症减轻；上方加减再服14剂后，上述症状明显好转。

按语：本病病机为本虚标实，患者病程日久，耗伤正气，久损及阳，阳虚出现肢冷、大便溏、小便清长、舌体胖大等本虚症状。阳虚寒凝无以温煦而血瘀，瘀阻脉络不通，故出现麻木、舌质暗等标实表现。治以黄芪桂枝五物汤益气温经，和血通痹，辅以白术、生山药、薏苡仁、神曲、莱菔子健脾胃，以助气血生化之源；脾虚肺多不足，故加麦冬、百合以养肺气；炙附片（先煎）、当归、红花以增散寒活血之力；诸药合用，温阳散寒，活血化瘀，益气通络，使经脉得以通利，阳气得以舒展而不郁，下肢麻木、发凉诸症悉除。

【三层锚定】

（1）第一层机理锚定：《素问·逆调论》曰"荣气虚则不仁"，营血亏虚引起的肢体不仁，在治法上理当益气温经、养血通痹，此为黄芪五物汤的立方之本。凡证属气虚血滞、营卫不和者，素体营卫不足，外受风邪之血痹者尤为适宜。

① 沈欣，李文，殷晓杰，等. 黄芪桂枝五物颗粒对光化学诱导脑血栓形成大鼠的影响［J］. 中国实验方剂学杂志，2011，17（15）：227-228.

（2）第二层辨证锚定：痹其阳气，使之不仁，故患者双下肢麻木不仁、发凉、疲乏、大便溏，小便清长，舌体胖大有齿痕、舌质暗，苔薄白，脉微，切合血痹辨证要点。

（3）第三层药理锚定：本方对糖尿病周围神经病变具有一定的防治作用，能改善患者的临床症状，显著减轻糖尿病大鼠周围神经结构和功能的损伤，减轻机体过氧化反应程度，并能提高神经生长因子 mRNA 的表达，营养神经、促进神经修复[①]。

一四

酸枣仁汤

酸枣仁汤出自《金匮要略》：酸枣仁二升，甘草一两，知母二两，茯苓二两，川芎二两。上五味，以水八升，煮酸枣仁，得六升，内诸药，煮取三升，分温三服。

酸枣仁汤的常用量：炒酸枣仁 15g，甘草 3g，知母、茯苓、川芎各 6g。

原治：虚烦虚劳不得眠，酸枣仁汤主之。（《金匮要略·血痹虚劳病脉证并治》）

【方解】

方中重用甘酸质润之酸枣仁为君，入心、肝二经，养血补肝，补肝血而助肝用，同时具有宁心安神之功。茯苓宁心安神，知母苦寒质润，滋阴润燥，清热除烦，共为臣药，与君药相伍，以助安神除烦。柯琴谓"精道由肾，血道由肝"，血脉为最主要的血道，血脉不通，血瘀导致脉道受阻，肝失于条达，将加重肝气的郁滞。佐以川芎，行气活血，改善血脉瘀阻，有助于风眩的治疗。甘草和中缓急，调和诸药，为使。诸药相伍，标本兼治，养中兼清，补中有行，是中医临床上首选的滋养安神方剂之一。

---

① 边秀娟，王兴华.加味黄芪桂枝五物汤对糖尿病周围神经病变模型大鼠血清 MDA、GSH 水平的影响［J］.山东中医药大学学报，2010，34（1）：78-79.

【辨证要点】

（1）虚烦失眠，咽干口燥。

（2）舌红，脉弦细。

【药理作用】

近年来药理研究证明，酸枣仁汤具有镇静催眠、抗惊厥、抗抑郁、抗焦虑、降血脂、调节心脑血管系统、改善记忆等作用。同时，对肝细胞损伤具有保护和治疗作用，具有广泛的应用前景[1]。实验结果表明，酸枣仁汤能显著减少小鼠自主活动次数，增加阈下剂量戊巴比妥钠所致小鼠睡眠只数，延长阈上剂量戊巴比妥钠所致小鼠睡眠时间，说明酸枣仁汤具有明显的镇静、催眠作用[2]。研究发现，酸枣仁汤具有较好的抗惊厥作用，也具有对惊厥致死的保护作用，与对照组比较均有显著性差异[3]。该方抗焦虑的作用机制可能与影响血中一氧化氮浓度，调节白介素-1β、肿瘤坏死因子-α等细胞因子水平，增添脑组织 GABAa 受体量来增强 GABAa 能的功效有关。研究认为升高小鼠脑内 β-内啡肽的含量可能是组分配方 SZRTZ、SZRT6（均含多糖和黄酮类成分）发挥抗焦虑作用的机制之一，酸枣仁汤所含的多糖和黄酮类成分可能是升高脑组织 β-内啡肽含量的物质基础。其抗抑郁作用可能与增加脑内单胺类神经递质含量有关[4]。酸枣仁汤对高脂血症有较好的降脂作用，在降低 TG、TC、LDL-C，升高 HDL-C 方面与氯贝丁酯相当，全方还具有抗动脉粥样硬化，抗心律失常，保护心脏、脑神经的作用[5]。此外，酸枣仁汤可以减轻肝脏病变程度，降低血清转氨酶活性及肿瘤坏死因子-α、白介素-1β的浓度，增强肝脏组织中超氧化物歧化酶活性，降低一氧化氮合酶的活性及

① 杨波，董巍，王喜军. 酸枣仁汤镇静催眠作用的化学及药理学研究进展 ［J］. 中医药信息，2010，27（5）：50-51.
② 邵晓虹，胡长明，黄攀攀，等. 酸枣仁汤镇静催眠作用的有效部位筛选 ［J］. 湖北中医药大学学报，2014，16（2）：40-43.
③ 郭海波，张丛，王慧. 酸枣仁汤中枢药理实验研究进展 ［J］. 河南中医，2019，39（2）：307-311.
④ 朱秀美，杨国松，李秀才. 酸枣仁汤的药理学作用研究进展 ［J］. 中医临床研究，2013（14）：121-122.
⑤ 张仲一，高岚，胡觉民，等. 酸枣仁汤降脂作用的实验研究 ［J］. 江西中医药，2005，36（2）：58-59.

丙二醛、一氧化氮的浓度^①。

【病案示范】

患者，男，30岁，2011年11月4日初诊。遗精3个月余，近1年来患者因夫妇分居时常手淫，3个月余前患者开始出现烦躁失眠，咽干口燥，夜间梦多，梦中与异性交媾而精液流出。3个月来患者发作频率逐渐增多，至今几乎每晚发作，白日时常头昏目眩，情绪烦躁，腰膝酸软。症见精神疲软，两颧发红，口唇干燥暗红，五心烦热，遗精健忘，夜寐多梦，大便干，小便黄，舌质红，苔少，脉弦细。诊断：遗精（君相火旺），治以养心安神，泻火止遗。方以酸枣仁汤加减，具体方药如下：酸枣仁30g，茯苓15g，知母12g，川芎6g，炙甘草6g，黄连6g，黄柏10g，栀子9g，生龙骨15g，生牡蛎15g，共7剂，日1剂，水煎服，分两次温服。2011年11月12日复诊：睡眠较前好转，情绪较前稳定，精神尚可，发热较前减轻，服药期间梦遗次数明显减少，仅发生2次。原方加减继服7剂，梦遗未再发，兼夹症状基本缓解。后间断以此方加减调理身体月余，诸症皆消，随访1年，遗精未再发作。

按语：该患者君相火旺，动扰于心，心神不宁不能坐镇，则肝魂游移不定，肾精亦随其妄泄，故以酸枣仁养肝血藏魂以安神，茯苓健脾以宁心安神，川芎活血行气以畅气机，知母、黄柏清泄相火以安精室，黄连、栀子清心火以使神安，加生龙骨、生牡蛎镇静安神兼能收敛固涩，实为方证对应之妙方。

【三层锚定】

（1）第一层机理锚定："虚劳虚烦不得眠"，临证时要谨守肝血不足，虚热内扰这一基本病机，症见"不寐、疲劳、稍劳即累、稍劳即烦"则可用之。"劳"常由思虑过度、劳逸失调、久病体虚、五志过极所致，久则肝血暗耗、虚热内生，故其"虚"在肝血；"肝者，罢极之本"，体阴而用阳，肝血不足，则失濡养、疏达之职，临床常见疲劳无力、稍劳即累，同时伴有

---

① 朱海鹏，高志良，谭德明，等. 酸枣仁汤辅助治疗慢性重型肝炎的临床观察 [J]. 中国中西医结合杂志，2007，27（4）：303-305.

头晕目眩、咽干口燥而不欲饮、舌红、脉弦细等症。

（2）第二层辨证锚定：由肝血不足，阴虚内热而致。肝藏血，血舍魂；心藏神，血养心。肝血不足，则魂不守舍；心失所养，加之阴虚生内热，虚热内扰，故虚烦失眠、心悸不安。血虚无以荣润于上，每多伴见头目眩晕、咽干口燥。舌红，脉弦细，乃血虚肝旺之征。治宜养血以安神，清热以除烦。

（3）第三层药理锚定：遗精者常有 5-HT 含量的降低，5-HT 抑制多巴胺（DA）和去甲肾上腺素（NE），DA 是增加性欲的，NE 是增加警醒的，5-HT 降低会导致 NE 和 DA 脱抑制性释放，NE 释放增加引起多梦，DA 释放增加引起性欲增强[1]，故而出现梦遗。现代药理学有研究表明，酸枣仁汤能增加大鼠脑干、下丘脑内 5-HT 的含量，而降低 NE、DA 的含量[2]，而龙骨、牡蛎亦有研究证实其能镇静安神，延长睡眠时间，提高睡眠质量，从而治疗梦遗[3]。

一五

补中益气汤

补中益气汤出自《脾胃论》：黄芪病甚，劳役热者一钱，甘草以上各五分，炙，人参去芦，三分，当归身二分，橘皮二分，升麻二分，柴胡二分，白术三分。

补中益气汤的常用量：黄芪 15g，人参（党参）9g，白术 9g，炙甘草 15g，当归 9g，陈皮 6g，升麻 6g，柴胡 6g。

原治：内伤脾胃，乃伤其气，外感风寒，乃伤其形，伤其外为有余，有余者泻之，伤其内为不足，不足者补之。内伤不足之病，苟误认作外感有余之病，而反泻之，则虚其虚也。实实虚虚，如此死者，医杀之耳！然则奈何？惟当以辛甘温之剂，补其中而升其阳，甘寒以泻其火则愈矣。经曰：劳者温之，损者温之。盖温能除大热，大忌苦寒之药，损其脾胃。脾胃之证，

---

① 孙振晓．文拉法辛缓释片撤药致遗精一例报告［J］．精神医学杂志，2015（1）：73.

② 林腊梅．酸枣仁汤对肝血虚失眠模型大鼠神经递质的影响［D］．武汉：湖北中医药大学，2014.

③ 黄莉莉，于爽，李秋红．柴胡加龙骨牡蛎汤对去卵巢大鼠睡眠时相的影响［C］//中国睡眠研究会．2008 年中国睡眠研究会第五届学术年会论文集．2008：315-317.

始得则热中，今立治始得之证。(《脾胃论》)

【方解】

方中黄芪益气为君，人参、白术、炙甘草健脾益气为臣，共收补中益气之功。配陈皮理气，当归补血，均为佐药。升麻、柴胡升举下陷清阳，为补气方中使药。诸药配伍，内可补气健脾，鼓舞中气，升下陷之清阳，降上泛之浊阴，以求清升浊降，脾胃调和，水谷精气生化有源，脾胃气虚诸症可以自愈；外可开皮毛，吸纳自然之清气，以补中气不足，还可顾护肌表，抵御外邪入侵。

【辨证要点】

一虚：中焦脾胃弱，故见体倦乏力、少气懒言、面色萎黄。

二热：脾胃虚弱，清阳陷于下焦、郁遏不达，故见身热自汗、渴喜热饮。

三脱：气虚无力升提，故见脱肛、子宫脱垂、久泄久痢、崩漏。

【药理作用】

现代药理学研究证明，补中益气汤对胃肠动力有双向调节作用，随剂量的不同，药理作用也不同，小剂量呈兴奋作用，大剂量则表现出抑制，通过调节胃泌素/受体及一氧化氮含有量、调节胃泌素受体后信号物质、抗氧化应激作用等保护胃黏膜，体外实验证明补中益气汤能抑制幽门螺杆菌生长，促进肠道益生菌生长①。补中益气汤可改善免疫性肝损伤及肝纤维化；能降低气道高反应性，减小气道阻力，改善肺通气，从而改善慢性阻塞性肺疾病急性加重期患者的肺功能，并具有放射保护作用，可以保护 γ 射线对肠道、造血器官的损伤②。补中益气汤能对抗环磷酰胺、卵巢化学去势、卵巢激素降低导致的骨代谢异常，改善骨代谢③。补中益气汤可以提高精液浓度，精

---

① 李强，郭蕾，陈少丽，等．补中益气汤治疗胃肠病的实验研究进展［J］．中成药，2016，38（6）：1360-1363.
② KIM S H，LEE S E，OH H，et al．The radioprotective effects of bu-zhong-yi-qi-tang：a prescription of traditional Chinese medicine［J］．Am J Chin Med，2002，30（1）：127-137.
③ 林坚涛，吴铁，于琼，等．补中益气汤对环磷酰胺致骨质疏松小鼠骨生物力学的影响［J］．中国组织工程研究与临床康复，2007（6）：1159-1164.

子数量、密度及其活动能力，也能有效提高阿霉素所致的生精缺陷，包括睾丸重量下降和生精管数量减少等[①]。

【病案示范】

张某，男，38岁。自诉发低热10余年，劳累后加重，曾服中西药治疗无效。今就诊于我院，刻下发热，热势低微，四肢困重，倦怠懒言，少气乏力，自汗易感冒，纳减便溏，舌淡脉虚。此属阳气不足，寒从中生，寒从中生则阳无所依，而浮散于外，阴火得以乘其土位，即虚火假热之谓也。治当益气健脾，甘温除热。方用补中益气汤，连续服用半月，上述诸症有所好转，效不更方，继用原方一月，患者纳食增，无感冒，未再发热。嘱再服一月，巩固疗效，随访至今未见复发。

按语：补中益气汤乃甘温除热之名方。本方主治证候虽然多样，但均由脾胃气虚、清阳不升、固摄无力所致，东垣云："内伤脾胃，乃伤其气；外感风寒，乃伤其形。伤其外为有余，有余者泻之；伤其内为不足，不足者补之。"于是遵《黄帝内经》"劳者温之""损者温之"之旨，以辛甘温之剂，补其中而升其阳，立补中益气、升阳举陷之法。

【三层锚定】

（1）第一层机理锚定：李东垣说："是热也，非表伤寒邪皮毛间发热也，乃肾间脾胃下流之湿气闷塞其下，致阴火上冲，作蒸蒸燥热。"又说："既脾胃虚衰，元气不足，而心火独盛。心火者，阴火也，起于下焦，其系系于心，心不主令，相火代之；相火，下焦胞络之火，元气之贼也。火与元气不能两立，一胜则一负。"（《内外伤辨惑论》）可见这种发热在李东垣看来，就是"阴火"。其实质主要是脾胃元气虚馁，升降失常，清阳下陷，脾湿下流，下焦阳气郁而生热上冲，加之化源不足，"中焦取汁"不足以化赤生血，则心血不足以养心而致心火独亢所出现的热象。治疗这种发热，"惟当以辛甘温之剂，补其中而升其阳，甘寒以泻其火则愈矣……盖温能除大热，大忌苦寒之药，损其脾胃"。

---

① SUDO K, HONDA K, TAKI M, et al. Effects of TJ-41（Tsumura Hochu-ekki-to）on spermatogenic disorders in mice under current treatment with adriamycin［J］. Nihon Yakurigaku Zasshi, 1988, 92（4）：251-261.

（2）第二层辨证锚定：本例患者素体虚，加上平日劳累过度，损及脾胃，耗伤中气，从而导致低热自汗、倦怠乏力等气虚之象。脾胃气虚，则下流于肾，阴火得以乘其土位。故选用补中益气汤，补中益气、甘温除热。

（3）第三层药理锚定：临床研究表明，补中益气汤对"气虚邪侵"的发热有较好的解热作用。其解热机制可能与降低脑脊液前列腺素 E_2 和丘脑下部视前区组织 cAMP 含量有关[①]。因此，不论是阴火论的中医辨证思维，还是临床药理研究的证据，都是我们的武器，都能帮助我们达到同样的目的。

一六

地黄饮子

地黄饮子出自刘完素《黄帝素问宣明论方》：熟干地黄，巴戟去心，山茱萸，肉苁蓉酒浸、焙，石斛，附子炮，五味子，官桂，白茯苓，麦门冬去心，菖蒲，远志去心等分，上为末，每服三钱，水一盏半，生姜五片，枣一枚，薄荷同煎至八分，不计时候服。

地黄饮子的常用量：熟地黄 12g，巴戟天、山茱萸、石斛、肉苁蓉、附子、五味子、肉桂、茯苓、麦冬、菖蒲、远志各 15g。

原治：喑痱证，主肾虚。内夺而厥，舌喑不能言，二足废不为用。肾脉虚弱，其气厥不至，舌不仁。经云：喑痱，足不履用，音声不出者。地黄饮子主之，治喑痱，肾虚弱厥逆，语声不出，足废不用。（《黄帝素问宣明论方》）

【方解】

方中熟地黄、山茱萸滋补肾阴，肉苁蓉、巴戟天温壮肾阳，且寓阴中求阳、阳中求阴之义，共为君药；并以附子、肉桂之辛热，协上药以养真元，

---

① 张恩户，赵勤，侯建平，等. 补中益气汤对家兔脾虚发热模型体温、脑脊液 PGE_2 和 PO/AH 区组织 cAMP 含量的影响 [J]. 中医药学刊，2003，21（9）：1529，1552.

摄纳浮阳，麦冬、石斛、五味子滋阴敛液，从而上敛浮阳，下补虚衰，使阴阳相配，为臣药；菖蒲、远志、茯苓开窍化痰，交通心肾，为佐药；少用姜、枣、薄荷为引，和其营卫，均为使药。综观全方，上下并治，标本兼顾，诸药合用，滋肾阴、补肾阳、开窍化痰，使水火相济，痰浊得除。古代用其治疗下元虚损、虚阳浮越、肾虚痰浊阻窍为基本病机之喑痱证。

【辨证要点】

一阴虚：真元虚衰，阴无以生，故见口干不欲饮、脉细数等。

二阳虚：孤阴不生，孤阳不长，真元虚衰，阳亦衰，阳虚不能温煦于下，故见足冷、痿软无力、脉沉等。

三窍闭：真元虚衰，精气不能上承，痰浊随虚阳上泛堵塞窍道，故见舌强不能言等。

【药理作用】

地黄饮子的有效成分有可能通过消除自由基的产生、提高抗氧化酶活性、调节细胞膜通透性、保持钙稳态等作用，来下调海马神经元肿瘤坏死因子-α、白介素-1α蛋白表达，抑制小胶质细胞活性，减轻海马神经元的炎症损伤，从而改善痴呆大鼠空间探索记忆能力[1]。亦有研究发现，地黄饮子可能是通过抑制一氧化氮合酶的表达，减少大脑皮层内一氧化氮的生成，减少其对神经细胞的毒性作用而改善大鼠的学习记忆能力[2]。通过研究发现，地黄饮子可明显减轻大鼠脑缺血再灌注损伤后神经功能障碍，减轻脑水肿，减少缺血再灌注脑梗死范围和病理损害，表明地黄饮子对局灶性脑缺血再灌注损伤具有保护作用。地黄饮子通过降低脑细胞的过氧化反应，增加神经细胞内超氧化物歧化酶含量，增强机体清除过多的氧自由基的能力，改善细胞膜通透性，维持细胞的正常功能。动物实验证明，地黄饮子对脑缺血区神经细胞功能的恢复表现出良好的效果[3]。地黄饮子脑脊

---

[1] 宋琳，安平，朴钟源，等. 地黄饮子对老年性痴呆模型大鼠的学习记忆及炎性反应的影响［J］. 时珍国医国药，2007，18（7）：1654-1656.

[2] 谢宁，邹纯朴，牛英才，等. 地黄饮子对海马神经元 AD 模型细胞凋亡的调控作用［J］. 中国实验方剂学杂志，2004，10（4）：29-32.

[3] 李子军，刘春娜. 地黄饮子对海马神经元缺氧损伤的保护机制［J］. 中成药，2012，34（8）：1421-1424.

液能剂量依赖性地上调 Bcl-2 的表达,下调 Bcl-2 关联 X 蛋白(Bax)的表达,升高 Bcl-2/Bax 比值,并剂量依赖性下调 caspase-3 的表达,抑制细胞凋亡。地黄饮子的有效成分能通过血脑屏障进入脑脊液并有效防止 $A\beta_{25-35}$ 对神经元的损伤,保护神经细胞的膜结构,提高细胞生存状态。地黄饮子亦能通过抑制能量代谢障碍引发的内质网应激反应,减少其标志性蛋白 GRP78 的表达,抑制内质网应激引发的 UPR 通路 ATF4/CHOP 的激活,进而调节该通路下游凋亡相关蛋白 Bcl-2 和 Bax 的表达,明显抑制模型小鼠脑组织的神经元凋亡[1]。

【病案示范】

患者,男,62 岁,干部。1998 年 1 月 24 日初诊。原有脑梗死病史 5 年。患者反复头痛头晕发作 3 年,经医院神经内科 CT 检查确诊为陈旧性脑梗死、脑萎缩。近半年来头晕目眩,耳鸣健忘,性格内向、表情淡漠、沉默寡言、精神萎靡,腰膝酸软,不耐劳动,性欲低下,自言自语,小便失禁,曾口服盐酸氟桂利嗪胶囊、阿米三嗪萝巴新片等效果不明显,求治中医。诊见:形体较胖,形寒肢冷,齿摇发脱,颜面和下肢微肿,面色不华,神情呆滞,目无光彩,时见自语及独自发笑,腰膝酸软,肾虚阳痿,小便频多,大便溏泻。舌淡红,苔白而干,脉沉细无力。辨证属肾元亏虚,髓海不充,痰浊上泛。治以温肾益精、开窍化痰为主,予地黄饮子加地龙 10g、水蛭 6g、僵蚕 15g。水煎服,每日 1 剂,早晚分服。服药一月后,自觉症状明显好转,继服两月,诸症好转,生活能够自理。随访至今,一般情况较好。

按语:脑萎缩病位在脑,虚实夹杂,病势呈慢性进展过程,病因病理主要是年高体弱或七情内伤,导致心、肝、脾、肾功能失常,阴阳平衡失调,气血不足,痰瘀阻痹脑络,精血亏虚,脑失所养,神明失聪,故治疗坚持以补肾益髓,开窍安神,化痰行瘀,使肾气实则脑髓充实,痰瘀化则脑内之痰结消,窍开则脑神复。本例患者形寒肢冷、腰膝酸软、齿摇发脱、阳痿、健忘、小便频多、大便溏泻,乃一派肾元亏虚之象,并见神情呆滞、自言自语、苔白而干等痰浊闭窍的表现,以地黄饮子加减,取其滋肾阴,温肾阳,

① 温彬宇,张志辰,高俊峰,等. 地黄饮子抑制能量障碍诱导的 APP/PS1 小鼠内质网应激及神经元凋亡的作用机制 [J]. 中国实验方剂学杂志,2018,24 (21):111-117.

填精益髓，开窍化痰，切中病机，故能取效。

【三层锚定】

（1）第一层机理锚定：脑萎缩类似"喑痱"，是由下元虚衰，阴阳两亏，虚阳上浮，痰浊随之上泛，堵塞窍道所致。

（2）第二层辨证锚定：肾藏精主骨，下元虚衰，包括肾之阴阳两虚，故见齿摇发脱，腰膝酸软；足少阴肾挟舌本，肾虚则精气不能上承，痰浊随虚阳上泛堵塞窍道，故见耳鸣健忘，性格内向、表情淡漠、沉默寡言、精神萎靡，自言自语；肾阳亏虚，不能温煦于下，故腰膝酸软，不耐劳动，性欲低下，小便失禁，脉沉细无力是阴阳两虚之象。此类病证常见于年老及重病之后人群，治宜补养下元为主，摄纳浮阳，佐以开窍化痰。

（3）第三层药理锚定：从现代药理研究的角度出发，通过观察地黄饮子对实验性脑梗死局部、下丘脑和肾上腺的组织化学变化，发现地黄饮子可激发下丘脑-垂体-肾上腺轴的功能，改善机体神经内分泌调节，明显促进下丘脑正中隆突与垂体门脉直接有关的血循环，使肾上腺皮质有较为明显的增殖，类固醇激素有较明显的释放，从而对脑梗死起治疗作用[①]。

一七

归脾汤

归脾汤出自宋代严用和《严氏济生方》：白术、茯神（去木）、黄芪（去芦）、龙眼肉、酸枣仁（炒，去壳）各一两，人参、木香（不见火）各半两，甘草（炙）二钱半。上㕮咀，每服四钱，水一盏半，加生姜五片，枣一枚，煎至七分，去滓温服，不拘时候。

归脾汤的常用量：白术、茯苓、黄芪、龙眼肉、炒酸枣仁各18g，人参、木香各9g，炙甘草6g。

原治：思虑过度，劳伤心脾，健忘怔忡。（《严氏济生方》）

---

① 葛子，但凌.地黄饮子对实验性脑栓塞局部、下丘脑和肾上腺的组织化学变化观察［J］.中医杂志，1991，32（9）：48-49.

【方解】

方中黄芪、人参、白术、茯苓补气健脾，寓补益后天之本、行气生血之功，为君药；炒酸枣仁、龙眼肉益髓补血，使血生之有源，为气能生血提供原料，为臣药；炙甘草、生姜、大枣交通心肾，调和营卫，为气能生血提供了良好的条件；木香理气醒脾，以防补益药滋腻滞气，有碍脾胃运化功能，为气能生血提供了良好的保障。全方具有健脾养心、益气补血之功，临床上运用甚广，是调理脾胃、补益气血之首方。清朝汪讱庵所著《医方集解》谓"此手少阴，足太阴药也"。故凡忧思太过，劳伤心脾所致的失眠、惊悸、怔忡、健忘、自汗、盗汗、体倦乏力、腹胀、纳呆、疼痛等症，均为本方适应范围。此外，妇人脾气虚弱，统血无权而见崩漏等证，应用本方亦常收良效，此属异病同治。

【辨证要点】

一虚：思虑太过，劳伤心脾，气血亏虚，故见体倦食少、面色萎黄、怔忡心悸、失眠。

二乏：中焦失其健运，不能化气，故见少气懒言、脏器下垂。

三淡：气血不能上荣于舌面，故见舌淡。

四弱：中焦脾胃虚弱，不能统血，故见便血及崩漏。

【药理作用】

归脾汤可防治雷公藤所致肝损伤大鼠肝细胞线粒体 $\triangle\Psi m$ 的降低，减少脂质过氧化反应物丙二醛的生成，提高肝线粒体 ATP 酶的活性，进一步保护肝线粒体膜结构和功能的完整性，从而提高机体的抗氧化损伤能力，达到保护肝脏的作用[①]。归脾汤具有保护海马神经元的作用，并具有增强记忆功能的效果，其主要通过提高脑内脑源性神经营养因子（BDNF）、海马神经元内神经生长因子（NGF）及其受体的含量，达到防止神经元受损及促进神经元

---

① 周文静，柴智，李艳彦，等．归脾汤对雷公藤醇提物致肝损伤大鼠肝细胞线粒体保护作用［J］．山西中医学院学报，2018，19（4）：24-26.

再生的作用，并且可升高 5-HT 的含量，从而发挥抗抑郁的作用[①]。归脾汤可改善非造血细胞的异常增生、恢复骨髓造血组织、提高骨髓有核细胞计数，从而减轻苯中毒对小鼠骨髓造血功能的损害，改善外周血象。归脾汤能明显提高血清中促红细胞生成素、粒细胞-巨噬细胞集落刺激因子的含量，下调血清中异常升高的血小板生成素水平，从而达到恢复骨髓造血功能的作用[②]。归脾汤可能通过调节 BDNF，影响一氧化氮合酶与乙酰胆碱酯酶表达而对脾虚大鼠学习记忆能力有明显改善作用[③]。

【病案示范】

患者，男，29 岁，教师。性生活时阴茎不举或举而不坚六月，自服壮阳中成药无效，上述诸症加剧而求治于余，伴有腰膝酸软，下半身常有冷感，失眠，纳呆，神疲，四肢乏力。查：舌淡苔薄，脉细弱。证属心脾亏虚，肾阳不足。治宜补益心脾，温肾壮阳。方用白术、茯神、黄芪、龙眼肉、炒酸枣仁各18g，人参、木香各9g，炙甘草6g，当归3g，远志（蜜炙）3g，肉苁蓉30g，羊油炒淫羊藿15g，海马10g，鹿茸1g。服药一月，诸症解除，性生活正常。随访至今，未见复发。

按语：归脾汤是根据《素问·阴阳别论》"二阳之病发心脾"的理论创制的，是严氏用药注意"不坏脾胃"、制方力主刚柔相济学术思想的代表方。该患者心脾两虚，肾阳亏虚，命门火衰，故用归脾汤补益心脾，交通心肾，加肉苁蓉、羊油炒淫羊藿、海马、鹿茸等益肾壮阳。诸药配合，使脾健血旺，肾阳充足，气行血行，阴茎充血，因而获效。

【三层锚定】

（1）第一层机理锚定：心藏神，脾藏意，肾藏志，心脾气血亏虚，常可致心肾不交，肾元不固而现遗精滑泄、阳痿不举之候，最终导致心、脾、肾三脏病变。此时，可于益气养血、健脾补心的基础上酌加固肾填精之品，以

---

① 赵刚.归脾汤对抑郁模型大鼠海马 NGF 及其受体表达影响的研究［D］.沈阳：辽宁中医药大学，2009.

② 姜涛，陈钢，夏丽娜，等.逍遥散、归脾汤对辐照后骨髓抑制小鼠血清 TPO、EPO、GM-CSF 的影响［J］.中国药物经济学，2014（3）：246-248.

③ 钱会南，李娟，苏俊.脾虚模型脑内脑源性神经营养因子表达变化及归脾汤的影响［J］.中华中医药学刊，2008，26（8）：1611-1612.

收心肾相交、水火既济之效，归脾汤加肉苁蓉、羊油炒淫羊藿、海马、鹿茸等固肾填精之品，填精补髓，补肾壮阳。

（2）第二层辨证锚定：患者出现的失眠、纳呆、乏力这些症状均由气血不足、心失所养引起，归脾汤补气血，气血旺而心有所养，性功能障碍、腰膝酸软、下半身有冷感为肾阳不足引起，方中加壮阳药，切中病机。

（3）第三层药理锚定：现代药理学研究证实，归脾汤中的黄芪、人参有抗衰老、延年益寿的作用，归脾汤具有较强的抗氧化与扩血管作用①。

一八

独活寄生汤

独活寄生汤出自唐代孙思邈《备急千金要方》：独活三两，寄生、杜仲、牛膝、细辛、秦艽、茯苓、桂心、防风、川芎、干地黄、人参、甘草、当归、芍药各二两。上十五味咬咀，以水一斗，煮取三升，分三服，温身勿冷也。

独活寄生汤的常用量：独活 9g，桑寄生、杜仲、牛膝、秦艽、茯苓、肉桂心、防风、川芎、人参、甘草、当归、白芍、干地黄各 6g，细辛 3g。

原治：夫腰背痛者，皆由肾气虚弱、卧冷湿地，当风所得也，不时速治，喜流入脚膝，为偏枯冷痹，缓弱疼重，或腰痛挛脚重痹，宜急服此方。（《备急千金要方》）

【方解】

方以独活为君，取其理伏风，善祛下焦与筋骨间之风寒湿。配伍细辛发散阴经风寒，搜剔筋骨风湿而止痛；防风祛风邪以胜湿；秦艽除风湿而舒筋；桑寄生、杜仲、牛膝祛风湿兼补肝肾；当归、川芎、地黄、白芍为四物汤，养血又兼活血；人参、茯苓、甘草寓四君子汤之意，补气健脾；桂心温通血脉；甘草调和诸药。临床运用该方男女有别，本着"男子以气为用"的宗旨，男子应用此方应当着重补气，原方用四君子汤去白术补气，临床可以

---

① 钱会南，李娟，吴海霞，等．脾虚模型脑内一氧化氮与乙酰胆碱酯酶表达变化及归脾汤的影响［J］．中华中医药学刊，2008，26（12）：3.

黄芪配人参，大补元气；本着"女子以血为用"的道理，女子则重用四物汤补血，如患者月经正常，可重用川芎，因川芎既可活血行气，又能祛风止痛，为血中之气药，且与地黄同用可使其补而不滞。

【辨证要点】

一风寒：畏寒喜温，舌淡苔白，脉细弱。

二湿瘀：腰膝疼痛、痿软，肢节屈伸不利，或麻木不仁。

三亏虚：痹证日久，肝肾两虚，气血不足，心悸气短。

【药理作用】

现代药理研究证实，独活寄生汤具有抗炎、镇痛、扩张血管、改善循环和调节免疫功能等作用[1]。本方对炎症早期引起的组织水肿和渗出具有明显抑制作用和显著镇痛作用，并可降低关节液中白介素-1及肿瘤坏死因子的表达水平，减轻炎症反应。通过动物实验研究发现，独活寄生汤能明显增加毛细血管管径，增加毛细血管开放数，延长肾上腺素引起血管收缩的潜伏期，对抗肾上腺素引起的毛细血管闭合[2]。本方可增加免疫器官质量，增强巨噬细胞吞噬功能，对非特异性炎症的抑制作用可能与其明显提高机体非特异性免疫功能有关。此外，本方可通过影响神经-内分泌-免疫系统和神经-内分泌-骨代谢系统及抑制软骨细胞凋亡的信号转导通路，参与调控软骨及软骨下骨的功能，延缓关节软骨的退变。独活寄生汤可以通过降低纤维环细胞 p38 丝裂原活化蛋白激酶磷酸化水平，抑制炎性因子的产生，减缓由 p38 丝裂原活化蛋白激酶信号转导通路介导的软骨细胞凋亡进程，从而达到治疗腰椎间盘源性腰痛的目的[3]。

【病案示范】

患者，男，42 岁，经 CT 确诊为腰椎 L3/L4 间盘突出，压迫坐骨神经根

[1] 荀培军，艾有利.独活寄生汤在骨科疾病治疗中的应用［J］.中医正骨，2014（12）：56-63.

[2] 王爱武，刘娅，雒琪，等.独活寄生汤抗炎、镇痛作用的药效学研究［J］.中国实验方剂学杂志，2008，14（12）：61-64.

[3] 梁霄，李娅兰，张筠昊，等.基于 TLR2/p38 MAPK/NF-κB 信号通路探讨独活寄生汤对类风湿性关节炎大鼠的抗炎作用及机制［J］.中国实验方剂学杂志，2023，29（11）：43-52.

而导致腰部疼痛难忍 2 年，并由臀部、大腿后侧、小腿外侧向脚部放射，步履艰难。2 天前因劳累及气候变化疼痛加剧而就诊于我院，诊见：患者面色少华，语言低怯，腰痛，懒动少言，疼痛由臀部、大腿后侧、小腿外侧向脚部放射，下肢酸软无力，饮食减少，二便如常，舌质淡，苔薄白，脉沉细。西医诊断：坐骨神经痛。中医诊断：痹证。证属风寒外袭，肝肾两虚，气血不足。治以祛风湿，补肝肾，行气血，通经络。药用：独活 9g，桑寄生、杜仲、牛膝、秦艽、茯苓、肉桂心、防风、川芎、人参、甘草、当归、芍药、干地黄各 6g，细辛 3g，青风藤 12g，海风藤 9g，鸡血藤 15g，络石藤 15g。每日 1 剂，水煎服。7 剂后复诊，自感服药后周身微微汗出，腰腿痛减，饮食增加。继服 1 周，痛止。随访 1 年，未见复发。

按语：坐骨神经痛是以坐骨神经径路及分布区域疼痛为主的综合征，属中医"痹证"范畴。《内经》载"年四十，而阴气自半也，起居衰矣""腰者肾之府""肝主筋"，认为肝肾不足为本病首发因素。后因风、寒之邪侵袭，邪滞经络，阻碍气机正常运行致气血失和、经脉不通而使之愈发加重。处方以独活寄生汤加藤类药物加强搜风祛寒、补肝肾、行气血、通经络之力，药到病除。《本草纲目》载："凡藤蔓之属，象人之筋，所以多治筋病。"筋与肌肉骨节相连属，其病常互相影响，故藤蔓之药不独治筋病，对肌肉骨节痹病亦有较好疗效。

【三层锚定】

（1）第一层机理锚定：因感受风寒湿邪而患痹证，日久不愈，累及肝肾，耗伤气血所致。风寒湿邪客于肢体关节，气血运行不畅，故见腰膝疼痛，久则肢节屈伸不利，或麻木不仁，正如《素问·痹论》所言："痹在于骨则重，在于脉则血凝而不流，在于筋则屈不伸，在于肉则不仁。"肾主骨，肝主筋，邪客筋骨，日久必致损伤肝肾，耗伤气血。又腰为肾之府，膝为筋之府，肝肾不足，则见腰膝痿软；气血耗伤，故心悸气短。《素问·逆调论》云："荣气虚则不仁，卫气虚则不用，荣卫俱虚则不仁且不用。"其证属正虚邪实，治宜扶正与祛邪兼顾，既应祛散风寒湿邪，又当补益肝肾气血。

（2）第二层辨证锚定：本例系患者肾精不足、肾气虚弱不能充养筋骨，伤及肝脏，导致气机阻滞，瘀血内生，邪着经络，以致筋脉不和，气血运行失调而发病。治疗则补肝肾以固本，活血化瘀、通络止痛以治其标。

（3）第三层药理锚定：中药药理研究表明，青风藤、海风藤、鸡血藤等藤类药物多数具有类似非甾体抗炎药的功效，具有显著的镇痛、镇静、抗炎等作用[1]。此外，藤类药一方面可发挥其药性，祛除络脉病邪；另一方面走行通利，在辨证立法处方之后精选一二味藤类药兼作引经之药，可使药力直达病所。用之临床，颇效验。

一九

二陈汤

二陈汤出自《太平惠民和剂局方》：半夏（汤洗七次）、橘红各五两，白茯苓三两，甘草（炙）一两半。上味㕮咀，每服四钱，用水一钱，生姜七片，乌梅一个，同煎六分，去滓，热服，不拘时候。

二陈汤的常用量：半夏、橘红各9g，茯苓12g，炙甘草3g。

原治：痰饮为患，或呕吐恶心，或头眩心悸，或中脘不快，或发为寒热，或因食生冷，脾胃不和。（《太平惠民和剂局方》）

【方解】

方中半夏为君药，辛温、性燥，可燥湿化痰、降逆和胃、消痞除滞；橘红理气行滞、燥湿化痰而为臣药，且此药辛苦温燥，恰合治湿痰之意。君臣相配，增强燥湿化痰之效，脾为生痰之源，茯苓味甘淡，可渗湿健脾，半夏与茯苓合用，燥湿化痰与渗利水湿相合，体现了湿化痰消之意；佐药生姜一方面助半夏、橘红降逆化痰，另一方面制半夏之毒；乌梅少许收敛肺气，与半夏相伍，散中有收，使祛痰而不伤正，与生姜均为佐药；炙甘草为方中使药，起到调和诸药的作用。诸药合用，共奏燥湿化痰、理气和中之功。

---

[1] 刘翀羽. 藤类药的应用研究［J］. 山西中医，2015，31（7）：59-60.

【辨证要点】

一实：三焦气机升降失常，故见痞闷不舒、肢体困重。

二痰：脾失健运，湿无以化，湿聚成痰，故见形体肥胖，咳嗽痰多、色白易咳，舌苔白滑或腻，脉滑。

三滞：痰湿阻滞气机，故见脘腹痞胀、不欲进食。

四逆：中焦失健，阻遏清阳，故见头眩晕、恶心呕吐。

【药理作用】

临床研究发现，二陈汤对慢性支气管炎气道黏液高分泌有调节作用，影响气道黏液中水分与黏蛋白的比例，从而发挥其祛痰清肺的作用[1]。动物研究证实，对于 D-半乳糖诱导的亚急性衰老小鼠脑、胸腺、脾、肝和肾的重量指数明显下降，SOD 活性明显下降，丙二醛含量明显提高，二陈汤能够提高其脑、胸腺重量指数，提高血清 SOD 活性，降低丙二醛含量[2]。二陈汤加减对高脂血症有较好的疗效，可较好改善高脂血症的血脂代谢异常，能明显降低血中甘油三酯、胆固醇的含量，达到防治高脂血症的目的，从而预防动脉粥样硬化等一系列继发性病变的形成[3]。亦有研究发现，二陈汤合逍遥散治疗乳腺增生，通过抑制催乳素分泌，减少其对促卵泡成熟激素的拮抗作用恢复卵巢功能，并有调整垂体-卵巢轴分泌使之规律的效用[4]。

【病案示范】

患者，女，48 岁，2013 年 8 月 10 日初诊。乏力、纳差半月余，伴有两胁作痛，烦躁易怒，夜寐安，大小便正常。腹部 B 超示：中度脂肪肝。实验室检查肝功能：谷丙转氨酶（GPT）98U/L，谷草转氨酶（GOT）110U/L，总胆固醇（TC）6.78mmol/L，甘油三酯（TG）5.83mmol/L。查体：肝区轻度叩击痛，舌淡苔白腻，边有齿痕，脉略弦而滑。患者形体偏胖，喜食肥甘

① 尚立芝，吴珂，谢文英，等．二陈汤对慢性支气管炎气道黏液高分泌的影响［J］．中国老年学杂志，2018，38（8）：1922-1924.

② 张锡涛，贺松其，刘永源，等．二陈汤对亚急性衰老小鼠器官指数及自由基代谢的影响［J］．广西中医药大学学报，2002，5（4）：1-2.

③ 刘秋琳．二陈汤降脂作用的理论探讨及实验研究［D］．济南：山东中医药大学，2005.

④ 刘慈斌，何伟强．二陈汤的临床应用及研究进展［J］．今日药学，2020，30（7）：501-504.

厚味，近期因离异而情绪欠佳。西医诊断为脂肪肝；中医诊断为肝癖，辨证属肝郁脾虚、痰湿阻滞。治以疏肝健脾、祛浊化痰。拟方：逍遥散合二陈汤加减，柴胡15g、白芍20g、丹参25g、凤尾草10g、茯苓18g、白术15g、当归20g、枳壳10g、陈皮10g、半夏9g、山楂20g、红景天15g，水煎服，日1剂，分两次温服。服14剂后诸症皆除。

按语：非酒精性脂肪肝属中医"肝癖""胁痛""痰积"等疾病范畴。本病病性本虚标实，以疏肝解郁、健脾除湿为治法。本案采用逍遥散疏肝理气，合二陈汤加减祛痰湿，紧扣病机，方证对应，取效迅捷；患者有中度脂肪肝，笔者认为痰、湿、瘀胶结于腹部，故加丹参、山楂活血化瘀，凤尾草化湿，红景天益气活血，枳壳破气消积、化痰除痞。

【三层锚定】

（1）第一层机理锚定：痰湿为病，阻于胸胁，积聚于肝，气机不畅，则感痞闷不舒，胸胁作痛，烦躁易怒。

（2）第二层辨证锚定：患者长期食饮无度，因情绪低落忤犯肝脾二脏，肝失疏泄，肝郁气滞，脾失健运，湿聚成痰，痰浊内生，痰瘀互结，阻滞肝络而成病。本病病性本虚标实，以疏肝解郁、健脾除湿为治法。

（3）第三层药理锚定：现代药理学认为，山楂酸可通过抗炎及抑制氧化应激水平，有效改善高脂饮食诱导的非酒精性脂肪肝模型小鼠的肝病变程度[1]。丹参中丹参总酮和总酚酸都能降低实验动物血清中 TC、TG、GPT、GOT 的含量或活性，降低肝组织中 TC、TG 的含量，改善肝组织病理形态学[2]。凤尾草不仅可以降低血浆、肝脏胆固醇及甘油三酯的浓度，还可以促进脂质及代谢产物的排泄，从而表现出抗高血脂活性[3]。红景天苷能明显降

[1] 何峰，张雪莲，温祥臣. 山楂酸对高脂饮食诱导的非酒精性脂肪肝模型小鼠炎症反应及氧化应激的影响［J］. 中国药房，2019，30（7）：901-905.

[2] 刘树军，黄静娟，车念聪. 二陈汤及桃红四物汤对非酒精性脂肪肝 CYP2E1 活性影响的实验研究［J］. 中华中医药杂志，2008，23（8）：729-731.

[3] WANG T C, LIN C C, LEE H I, et al. Anti-hyperlipidemic activity of spider brake（Pteris multifida）with rats fed a high cholesterol diet［J］. Pharm Biol, 2010, 48（2）：221-226.

低肝组织脂肪含量，改善肝脏病理变化①。枳壳黄酮可加快体内脂肪代谢②。

二〇

五积散

　　五积散出自《太平惠民和剂局方》：白芷，川芎，甘草炙，茯苓去皮，当归去芦，肉桂去粗皮，芍药，半夏汤洗七次，各三两，陈皮去白，枳壳去瓤，炒，麻黄去根、节，各六两，苍术米泔浸，去皮，二十四两，干姜爁，四两，桔梗去芦头，十二两，厚朴去粗皮，四两。上除肉桂、枳壳二味别为粗末外，一十三味同为粗末，慢火炒令色转，摊冷，次入桂、枳壳末令匀。每服三钱，水一盏半，入生姜三片，煎至一中盏，去滓，稍热服。如冷气奔冲，心、胁、脐、腹胀满刺痛，反胃呕吐，泄利清谷，及痃癖癥瘕，膀胱小肠气痛，即入煨生姜三片、盐少许同煎；如伤寒时疫，头痛体疼，恶风发热，项背强痛，入葱白三寸、豉七粒，同煎；若但觉恶寒，或身不甚热，肢体拘急，或手足厥冷，即入炒茱萸七粒、盐少许同煎；如寒热不调，咳嗽喘满，入枣煎服；妇人难产，入醋一合同煎服之；并不拘时候。

　　五积散的常用量：白芷、川芎、炙甘草、茯苓、当归、肉桂、白芍、半夏各9g，陈皮、枳壳、麻黄各6g，苍术、干姜、桔梗、厚朴各12g。

　　原治：调中顺气，除风冷，化痰饮。治脾胃宿冷，腹胁胀痛，胸膈停痰，呕逆恶心，或外感风寒，内伤生冷，心腹痞闷，头目昏痛，肩背拘急，肢体怠惰，寒热往来，饮食不进，及妇人血气不调，心腹撮痛，经候不调，或闭不通，并宜服之。（《太平惠民和剂局方》）

【方解】

　　五积散由苍术、厚朴、陈皮等15味药物组成，再加姜、葱，似乎较庞杂，但中药复方方剂，不能孤立地从个别药物看药效，应当看合理配伍后产

① 李红山，陈少东，应豪，等. 红景天苷对高脂饮食诱导的大鼠非酒精性脂肪肝肝脏脂肪合成和氧化环节的干预作用 [J]. 中华中医药杂志，2017, 32（10）：4625-4628.
② 徐炳清. 枳壳中黄酮类化合物抑制 LPS 诱导的小胶质细胞炎症介质释放及其机制研究 [D]. 哈尔滨：黑龙江中医药大学，2014.

生的综合协同作用。如本方中有运脾化湿、消食积之平胃散；有主治痰饮之二陈汤；有治太阳表证的桂枝汤；又有治痰饮之苓桂术甘汤；有治肾着病的苓姜术甘汤；有四物汤去熟地黄，具行血调经之功；有麻黄合桂枝辛温发表以散表寒；有姜、桂、枳、朴温里以行气滞；有陈皮、半夏合麻黄、桔梗开肺以豁痰；有麻、桂、干姜、白芍、当归、甘草，具续命汤之方意。综观全方，结构严谨，实为以上诸名方综合的复方。依诸方之功用，本方不仅主治寒、食、气、血、痰五邪之郁积，对表里内外、脏腑经络之寒湿阴邪，亦皆能治。

【辨证要点】

一寒：脏腑中寒，营气郁遏，故见恶寒发热、手足厥冷、肢体拘急等。

二积：中焦虚寒，胃气不化，湿伏于中，故见饮食不化、宿食停滞、反胃呕吐。

三痰：中焦虚寒，脾不散津反化痰，故见胸膈停痰、呕逆恶心。

四郁：寒湿阻滞气机，故见腹胁胀痛、心胁脐腹胀满刺痛。

五瘀：气滞则血瘀，故见月经不调、疝癖癥瘕。

【药理作用】

现代药理学研究发现，五积散中茯苓、麻黄、当归、白芍、桔梗、苍术、甘草等药材中有效成分具有抗病毒作用。通过对五积散新制剂与传统制剂体外抗病毒实验发现，五积散处方药味提取物、新制剂及传统制剂对病毒感染细胞具有保护作用[1]。五积散中陈皮可抑制胰脂酶活性促进甘油三酯从粪便中排出，从而降低血浆 TG 水平[2]。桔梗皂苷类能抑制脂肪酶活性，抑制脂肪吸收，从而降低血脂；还可通过增加胆固醇排泄，降低肝内胆固醇含量[3]。厚朴、苍术、陈皮可促进胃排空及肠推进功能，减少食物在胃肠中停留的时间，从而减少对食物中脂肪的吸收。通过单味药研究发现，五积散中

[1] 饶健，蔡光先，伍参荣，等 . 五积散及其含药血清体外抗病毒作用研究 [J]. 中草药，2010，41（5）：805-808.
[2] 李庆耀，梁生林 . 陈皮的药用研究进展 [J]. 中成药，2008，30（2）：246-248.
[3] 谢雄雄，张迟，曾金祥，等 . 中药桔梗的化学成分和药理活性研究进展 [J]. 中医药通报，2018，17（5）：66-72.

当归、川芎、白芍及白术含有雌激素活性①，可提高体内雌激素水平。临床用药发现，重用白芍可降低血清催乳素水平，而小剂量则无此作用②。动物实验通过芍药与甘草合用，发现其降催乳素的作用机制是通过刺激脑垂体前叶的多巴胺受体，提高受体结合力，从而抑制催乳素的分泌③。

【病案示范】

患者，30岁。结婚后6年未孕，经中西药治疗无效。患者肥胖，平素少腹经常隐隐作痛，月经后期，量少色紫，有血块，少腹疼痛拒按，怕冷喜温，畏寒阵作。带下量多，色白黏稠，胸闷头昏，纳呆乏力，舌质淡，苔白腻，脉弦滑。输卵管碘油造影示粘连、积水。证属寒湿、痰浊、瘀血阻滞胞脉，两精不能相合，故而不孕。治拟温经散寒，顺气化痰，活血化瘀通络。取白芷、川芎、炙甘草、茯苓、当归、肉桂、芍药、半夏各9g，陈皮、枳壳、麻黄各6g，苍术12g，干姜12g，桔梗12g，厚朴12g，香附10g，鹿角胶、龟甲胶各6g。经期服药3剂，经量中等，色转红，腹痛大减。后于每月经期服上方3剂；治疗1年后，成功受孕，顺产一男。

【三层锚定】

（1）第一层机理锚定：五积散是一张大方，其中融合了多个小方，其所主治的病症甚广，便是由于此方能治寒、湿、气、血、痰五种病理因素所导致的疾病。疾病之所以生，不外乎寒、湿、气、血、痰等积滞于体内，导致脏腑失和，气血失畅，而用上此方有如撒网捕鱼，主治范围甚广，当然易于取效。

（2）第二层辨证锚定：本案患者肥胖，考虑其为痰湿之体，且见带下量多、色白黏稠，苔白腻，可以明确有痰湿阻滞的情况。并且从微观角度来看，输卵管碘油造影所提示的粘连、积水也可以作为明确痰湿阻滞的一个佐证。少腹痛而拒按、怕冷喜温、经少色紫而有血块，考虑存在寒凝血瘀。患者纳呆乏力、畏寒阵作提示脾虚失运，肾虚失温，脾肾功能减退。本例寒、

---

① 帕丽达·阿不力孜，热娜·卡斯木，盛萍，等. 茯苓等9种中药植物雌激素活性筛选的实验研究[J]. 时珍国医国药，2008，19（9）：2237-2238.
② 许筱梅. 重用白芍治疗高泌乳素血症[J]. 新中医，2006，38（5）：84-85.
③ 王敬薇. 日本对芍药甘草汤的临床研究与应用[J]. 中国实验方剂学杂志，1996，2（4）：23-25.

痰、湿、瘀之实证为主，脾肾虚为次，综合影响从而导致不能摄精成孕。方用五积散温经散寒，顺气化痰，活血化瘀通络，又稍加鹿角胶、龟甲胶补肾调冲任，可谓十分契合病机，故能取得较好的疗效。

（3）第三层药理锚定：从现代药理角度出发，本案五积散的应用也很符合研究的结果。临床研究发现，五积散复方能改善多囊卵巢综合征中性激素的指标，显著调节患者的性激素水平，其原因可能和改善卵巢的血液循环，从卵巢的形态及功能状态上对卵巢进行调节有关，通过促进卵巢的发育、黄体的生成，从而对各种激素的生成起到调节作用[1]。研究还发现，五积散可改善多囊卵巢综合征患者的胰岛素抵抗，降低血清雄激素水平，调经、改善排卵[2]。

二一

越鞠丸

越鞠丸出自元代朱丹溪《丹溪心法》：苍术、香附、川芎、神曲、栀子各等分。上为末，水丸如绿豆大。

越鞠丸的常用量：香附、川芎、苍术、神曲、栀子各10g。

原治：气血冲和，万病不生，一有怫郁，诸病生焉。故人身诸病，多生于郁。苍术、抚芎，总解诸郁，随证加入诸药……提其气则食自降矣……戴云：郁者，结聚而不得发越也。当升者不得升，当降者不得降，当变化者不得变化也，此为传化失常，六郁之病见矣。气郁者，胸胁痛，脉沉涩；湿郁者，周身走痛，或关节痛，遇阴寒则发，脉沉细；痰郁者，动则喘，寸口脉沉滑；热郁者，瞀闷，小便赤，脉沉数；血郁者，四肢无力，能食便红，脉沉；食郁者，嗳酸，腹饱不能食，人迎脉平和，气口脉紧盛者是也。（《丹溪心法》）

【方解】

方中香附行气解郁，以调诸气的怫郁，其为"气病之总司"，针对气郁

---

① 刘琼.五积散对多囊卵巢综合征痰湿型患者糖脂代谢及生殖激素的影响［J］.中药材，2014，37（8）：1502-1504.

② 李淑萍，徐伟花，种丽群，等.五积散联合枸橼酸氯米芬治疗多囊卵巢综合征合并不孕症的临床观察［J］.南京中医药大学学报，2010，26（4）：262-265.

而设，故为君药。苍术以其芳香苦温之性，可以燥湿和中，以其健脾之能，可使中焦健运而湿浊易消；神曲善助中焦土脏，健脾暖胃，消食下气，和中助化以消食郁；栀子苦寒清热泻火，解郁除烦，以治火郁；川芎活血祛瘀，开血分之郁结，针对血郁而施，且为血中之气药，可助香附行气之功，四药共为臣佐。本方五药治六郁，贵在治病求本，诸法并举，重在调理气机。

【辨证要点】

一气：中焦气机不畅，脾胃升降失常，故见脘腹胀痛，脉弦。

二血：气为血之帅，气滞血停，故见心腹刺痛。

三湿：脾虚生湿，故见纳呆、口甜，苔腻。

四痰：肝病及脾，脾胃气滞，运化失司，升降失调，聚湿生痰，故见口黏、脉滑。

五火：气郁化火，故见嗳腐吞酸、吐苦、小便黄。

六食：脾胃虚弱，纳运失职，故见恶心呕吐、饮食不消。

【药理作用】

越鞠丸能明显改善反流性食管炎大鼠食管黏膜的病理学改变，减轻食管炎症[1]。越鞠丸抗抑郁的作用主要与香附、苍术、川芎、栀子有关，其中栀子可能是越鞠丸发挥快速抗抑郁作用的主要组分[2]，栀子粗提物可促进抑郁造模后小鼠海马的神经发生，其抗抑郁作用可能与降低脑内炎性因子的表达和清除自由基有关[3]。临床研究发现，越鞠丸可显著改善帕金森病抑郁模型小鼠的抑郁样行为，能显著上调帕金森病抑郁模型小鼠前额皮层突触可塑性相关蛋白的表达水平[4]。越鞠丸能降低 TC 和 LDL-C，其机制与辛伐他汀不同，越鞠丸可能通过抑制红蝽菌科等 4 类细菌和促进双歧杆菌科等 5 类细菌

---

① 郑婷婷，叶蔚，叶斌，等. 越鞠丸加味对反流性食管炎大鼠食管黏膜 PCNA、p53、CyclinD1 表达的影响 [J]. 中国中医药科技，2018，25（2）：184-187.

② ZHANG H L, XUE W D, WU R J, et al. Rapid antidepressant activity of ethanol extract of Gardenia jasminoides Ellis is associated with upregulation of BDNF expression in the hippocampus [J]. Evid Based Complement Alternat Med，2015：761238.

③ 郝文宇，杨楠，高云周，等. 栀子粗提物对抑郁模型小鼠行为学及海马神经发生的影响 [J]. 中国比较医学杂志，2009，19（10）：11-14.

④ 唐娟娟，王启盛，高翠，等. 越鞠丸对帕金森病抑郁模型小鼠的抗抑郁作用研究 [J]. 中国现代药物应用，2017，11（7）：196-198.

的生长来降低 TC 和 LDL-C[①]。现代药理学发现，苍术中的正丁醇成分萃取物降低心肌缺血后及缺血再灌注病理过程后外周血液循环中血浆 SOD 的生物活性，以及缺血再灌注后外周血液循环中血浆丙二醛的浓度，从而在一定程度上缩小了心肌梗死的面积范围[②]。临床试验表明，越鞠丸能对抗急性心肌缺血大鼠心电图 ST 段的抬高，减轻心肌缺血对心脏的伤害[③]。

【病案示范】

患者，女，32 岁，2016 年 7 月 10 日初诊。2 年前患者两颧出现对称性淡褐色至深褐色斑块，呈蝴蝶状，大小不定，边界清楚。患者自述近 2 年来有逐年加重趋势，西医治疗均不得法。整日郁郁寡欢，伴头痛头胀，胸闷纳差，痛经，舌红偏暗，苔薄白，脉弦细。证属肝郁气滞，气血失和。治以疏肝理气，调和气血。方用越鞠丸加减，方药为炙香附 15g，川芎 9g，全当归 10g，苍术 9g，赤芍 10g，白芍 15g，焦神曲 9g，焦山栀 9g，茯苓 10g，广陈皮 10g，柴胡 15g。7 剂，每日 1 剂，早晚两次分服。嘱：避免暴晒，畅情志。7 月 18 日二诊，患者情绪好转，黄褐斑变浅。效不改方，原方继服 2 个月，黄褐斑明显变淡。守方半年，黄褐斑已无，未见新斑生成。

按语：中医称黄褐斑为"黧黑斑"，《普济方》云"此由凝血在脏"。本病患者系情志不舒，肝失疏泄，致肝气郁结，痰瘀浊气停留于面部而致肌肤失养，故见深褐色斑块；肝失条达，肝气郁结，气郁化火，上扰头面，故见头痛头胀；肝气不舒，肝病及脾，脾胃气滞，运化失司，故见纳差。故选方越鞠丸，以疏肝理气、调和气血为法，切中肯綮。

【三层锚定】

（1）第一层机理锚定：肝郁气滞，气滞则血行不畅，或郁久化火，故气、血、火三郁责在肝；脾胃气滞，升降失常，运化失司，聚湿生痰，或食

① 李玉波，郝改梅，贾海骅，等. 从肠道菌群多样性探讨越鞠丸对 ApoE$^{-/-}$ 小鼠血脂的影响 [J]. 中国中医基础医学杂志，2017，23（11）：1559-1563.
② 付梅红，朱东海，方婧，等. 苍术的化学、分子生药学和药理学研究进展 [J]. 中国中药杂志，2009，34（20）：2669-2672.
③ 胡蓉，王金艳，周爽. 越鞠丸对大鼠实验性急性心肌缺血的保护作用 [J]. 中国民族民间医药，2017（14）：47-49.

滞化，故湿、痰、食三郁责在脾胃（胃）。病虽言六郁，但皆由气郁所致，治当行气解郁为主，使气行则血畅火清，气畅则湿化食消痰除。

（2）第二层辨证锚定：该患者整日郁郁寡欢，伴头痛头胀，胸闷纳差，痛经，舌红偏暗，苔薄白，脉弦细。证属肝郁气滞，气血失和，兼见气、血、火、湿、痰、食六郁，故辨证锚定越鞠丸。

（3）第三层药理锚定：陈彤云认为"有斑必有瘀，无瘀不成斑"，方中加当归、赤芍活血化瘀，现代药理学认为，当归提取液具有较为理想的抑制黄褐斑形成的功效，其可有效降低酪氨酸水平，降低丙二醛水平，提高机体的抗氧化能力，抑制黑色素的形成[①]。柴胡疏肝解郁，白芍养阴柔肝，现代药理学认为，白芍具有不同程度的扩张血管，增加器官血流量，降低血浆纤维蛋白原含量[②]，提高机体免疫力，清除自由基[③]，抑制自由基引发的红细胞膜破裂等作用，这对于改善黄褐斑症状十分有利。丹溪认为"凡郁皆在中焦"，伍茯苓、陈皮理气健脾助苍、芎调中焦、升降气机。现代药理学发现，茯苓能有效清除体内细胞代谢产生的自由基[④]，并对酪氨酸酶具有明显的抑制作用，可以减少体内黑色素的生成[⑤]，对黄褐斑具有一定的抑制作用。

二二

一贯煎

一贯煎出自《柳洲医话》：北沙参，麦冬，当归各一钱五分，枸杞，生地各三钱，川楝子二钱。

一贯煎的常用量：北沙参 10g，麦冬 10g，当归 10g，生地黄 30g，枸杞

① 梁伟，李怀军，李洁.黄褐斑形成应用杭白菊、当归、丹参提取液抑制的机制研究［J］.世界最新医学信息文摘，2016（A4）：1.

② 薛梅芝.经期前予中药治疗黄褐斑 40 例疗效观察［J］.长春中医药大学学报，2013，29（2）：314-315.

③ 刘芬，詹文红.白芍总苷体外抗氧化活性研究［J］.现代药物与临床，2015（2）：4.

④ 林晓明，冯建英，龙珠，等.银耳、茯苓、绞股蓝对小鼠免疫功能和清除自由基的作用［J］.北京医科大学学报，1995（6）：455-473.

⑤ 陈怡，梁伟，郑思琦，等.茯苓三萜类化合物对酪氨酸酶的抑制作用［J］.新经济，2016（7）：156.

子 12g，川楝子 5g。

原治：胁痛，吞酸，吐酸，疝瘕，一切肝病。（《续名医类案》）

【方解】

方中重用生地为君，滋阴养血以补肝肾，壮水之主以滋肝木；配枸杞子益肝阴、养肝体，使肝气条达，以防横逆为害；臣以沙参、麦冬，既滋脾胃之阴，又滋水之上源，肺胃津旺，金气清肃下行，自能制木，共奏培土荣木、养金抑木之功效；佐以当归柔肝，川楝子疏泄肝气，顺肝木条达之性，并制诸药滋腻碍胃之弊。诸药合用，补疏兼施，寓疏于补，滋阴柔肝，条达肝气，使滋阴养血而不遏滞气机，疏肝理气又不耗伤阴血，肝体得以濡养，肝气得以条畅。

【辨证要点】

一贯煎主治肝肾阴虚，血燥气郁之胁肋疼痛、吞酸吐苦、舌红少津、脉细弱或虚弦及疝气瘕聚等症。肝阴不足，气郁生热，而致胁痛，且以郁热不散而犯胃，兼见吞酸吐苦。舌两边主肝，舌边红、苔少而干是肝阴亏虚之象，阴虚之脉见细数，脉弦细数亦是肝阴虚损之证。故辨证时应注意下列三要点：①胁痛，吞（吐）酸，疝气，瘕聚，脘腹胀痛；②口干或口苦，面赤或面青；③舌红、苔少而干，脉弦或弦细，或弦数，或弦细带数。由于方中滋腻药较多，故有停痰积饮而舌苔白腻、脉沉弦者，不宜使用。

【药理作用】

现代药理研究表明，一贯煎煎剂中含有皂苷、鞣质、植物甾醇、三萜类、内酯、香豆素及黄酮类化合物及人体必需游离氨基酸和微量元素、多糖，一贯煎有保肝、抑制肝纤维化、保护胃黏膜、抗溃疡、抗缺氧、抗疲劳、镇痛、镇静、抗炎、抑菌、调节机体免疫功能、抗损伤、抗衰老等多种药效功能[①]。一贯煎具有抑制肝脏炎性反应，修复肝细胞，提高抗氧化应激相关蛋白的表达，治疗肝硬化，以及调节表皮生长因子受体介导的信号通

---

① 徐静，卢贺起，李淑莉，等. 一贯煎临床与实验研究新进展［J］. 湖北中医杂志，2018，40（7）：61-64.

路，抑制肿瘤细胞的侵袭与转移等药效作用。研究证实，一贯煎可影响 5-羟色胺受体转录机制以抗抑郁；可调节 NF-κB 信号通路，治疗代谢性疾病；可加快胃肠平滑肌收缩，促进胃液分泌等。此外，实验证明，本方还具有保护神经元、改善泌尿系病理变化的作用①。

【病案示范】

患者，女，49 岁，2002 年 9 月 7 日初诊。口眼鼻干燥，诊为干燥综合征 3 年。经免疫抑制剂治疗效果不显，遂寻中医治疗。诊见眼干无泪，口、鼻、唇干燥，自觉浑身有烧灼感，夜间发热，咽喉疼痛，干咳，口苦不适，胸胁胀满，胃纳较差，大便偏干，舌暗红，苔薄黄，脉虚弦。红细胞沉降率（简称血沉）：54mm/h。胸部 CT 示：双肺间质性改变。诊断为燥证，肝肾阴虚，肺火上炎，瘀血阻滞。予一贯煎加减：生地黄 12g，北沙参 30g，川麦冬 15g，当归 10g，枸杞 12g，天花粉 30g，炒知母 12g，郁金 9g，桔梗 5g，蜜百部 15g，炒柴胡 9g，炒黄芩 12g，佛手 9g，淮小麦 30g，生甘草 12g。水煎服，每日 1 剂，早晚分服。服药半月后，诸症缓解。守原方再服半月，症状控制良好，复查血沉正常。随访 1 年，病情稳定。

按语：干燥综合征是一种累及多器官、多系统的全身性自身免疫性疾病，中医认为其病以肝肾阴虚为本，燥邪为标，此外，肝气郁滞亦是一个重要因素。"七七任脉虚，太冲脉衰少，天癸竭"，女子以血为用，经孕产乳极易耗伤气血，津血同源，血分不足，则津液易伤，且随着年龄的增长，肾水不断耗竭，故 45 岁以上的女性最多。初诊时患者口、眼、鼻干燥，夜间发热，自觉有烧灼感，口苦不适，大便干等，均符合肝肾阴虚表现，胸胁胀满为肝郁气滞之征。故以一贯煎滋阴疏肝。患者舌暗红，有久病成瘀之象，故选郁金行气活血，另加佛手增强行气之力，防止滋腻之品碍胃。其咽喉疼痛、干咳、苔黄，有肺火上炎之征，结合 CT 有肺间质性改变，可见本病已累及肺脏，故加用炒黄芩清肺泻火，柴胡解表退热、疏肝解郁，二者合用有小柴胡汤之意。另加百部润肺止咳。桔梗宣肺利咽，载药上行。知母入肺、胃、肾经，既能清热泻火，又可滋阴润燥。患者久病缠身，情绪低落，且正值围绝经期，故合甘麦大枣汤以补益心脾、宁心安神，大枣性偏于热，故去之。

---

① 朱智慧. 一贯煎临床应用与实验研究近况 ［J］. 山西中医，2010，26 （5）：42-44.

【三层锚定】

（1）第一层机理锚定："吾道一以贯之"，"一贯"本指一理贯穿万物而言，魏氏取之为方名者，比喻此方立法遣药，本脏腑制化之理，亦如环相贯也。肝藏血，主疏泄，体阴而用阳，喜条达而恶抑郁。肝肾阴血亏虚，肝体失养，则疏泄失常，肝气郁滞，进而横逆犯胃，故胸胁胀满，胃纳较差；阴虚津液不能上承，故咽干口燥，大便偏干，舌红少津；阴血亏虚，血脉不充，故脉虚弦。肝肾阴血亏虚而肝气不舒，治宜滋阴养血、柔肝舒郁。

（2）第二层辨证锚定：①眼干无泪，鼻唇干燥；②口干、口苦，大便偏干；③舌暗红，苔薄黄，脉虚弦。从以上辨证要点结合临床症状锚定辨证的准确性。

（3）第三层药理锚定：现代药理研究证实，本方可调节机体免疫功能，又能改善口干、咽痛、唾液减少、肺间质炎、咳嗽、咳痰、气急及口腔溃疡等症状①。

二三

安宫牛黄丸

安宫牛黄丸出自吴瑭《温病条辨》：牛黄，郁金，犀角，黄连，黄芩，山栀，朱砂，雄黄各一两，梅片，麝香各二钱五分，珍珠五钱，金箔衣。上为极细末，炼老蜜为丸，每丸一钱，金箔为衣，蜡护。脉虚者人参汤下，脉实者银花、薄荷汤下。

安宫牛黄丸的常用量：每服一丸。大人病重体实者，日再服，甚至日三服；小儿服半丸，不知，再服半丸。临床应用时，一方面应注意掌握适应证及注意事项，由于本方只适用于中风阳闭证，其他证型的患者服用没有任何疗效，相反，还会导致病情危重或造成生命危险；另一方面还应注意其用量和服用时间，由于安宫牛黄丸中的朱砂和雄黄分别含有毒性成分硫化汞和硫

---

① 胡钰荧，陈丽，李淑萍，等．经典名方一贯煎的历史沿革、现代研究进展和质量标志物（Q-Marker）预测分析［J］．中草药，2022，53（23）：7585-7595.

化砷，一般情况下不宜大量或长期使用。应根据病情不同、年龄大小和体质强弱决定用药剂量和时间，对于成人病情危急、体质较强者，用量可加大，用药次数亦可适当增加。

原治：邪入心包，舌謇肢厥，牛黄丸主之，紫雪丹亦主之；温毒神昏谵语者，先与安宫牛黄丸、紫雪丹之属，继以清宫汤；手厥阴暑温，身热不恶寒，清神不了了，时时谵语者，安宫牛黄丸主之，紫雪丹亦主之。（《温病条辨·上焦篇》）

【方解】

方中牛黄苦凉，其气芳香，入心肝二经，寒以胜热，清心解毒、辟秽开窍；犀角（现用水牛角浓缩粉代）咸寒，入心肝血分，能清心安神、凉血解毒；麝香辛香行散，通诸窍之不利，开经络之壅塞，三药相配，清心开窍、凉血解毒，共为君药。黄连、黄芩、栀子大苦大寒，黄连清心火，心火宁则诸经之火自降，黄芩清肺、胆之火，栀子清三焦之火，三药泻火解毒，苦寒直折亢热，以增牛黄、犀角清解心包热毒之力，共为臣药。冰片辛散苦泻，芳香走窜，善通诸窍，兼散郁火，郁金辛开苦降，行气解郁，二者相伍，芳香辟秽、化浊通窍，以增麝香开窍醒神之功；雄黄祛痰解毒，助牛黄辟秽解毒；朱砂镇心安神，兼清心热；珍珠清心肝之热、镇惊坠痰，共助镇心安神之功，以除烦躁不安；原方以金箔为衣，取其重镇安神之效，共为佐药。炼蜜为丸，和胃调中，为使药。安宫牛黄丸组方精妙，效专力宏，以清热泻火、凉血解毒与芳香开窍并用，但以清热解毒为主，意在祛邪外出，以收"使邪火随诸香一齐俱散也"之功。后世广泛应用于热毒内传心包病的治疗，素有"救急症于即时，挽垂危于顷刻"之美誉。

【辨证要点】

一热：外感温热邪毒，故见高热烦躁、舌红或绛、苔黄燥、脉数。

二痰：邪热炽盛，炼液为痰，故见痰鸣齘睡、咳痰胶黏。

三实：邪气盛则实，邪热炽盛，故见烦躁谵语、脉数有力。

四闭：热闭窍机，故见神昏谵语、手足厥冷、惊厥抽搐、舌謇不语。

【药理作用】

安宫牛黄丸能减轻水肿脑组织含水量，起到脑保护作用；能有效抑制花生四烯酸诱导的血小板聚集，预防血栓形成；并且能够促进微血管再生，重建微循环，对脑缺血有治疗作用①。安宫牛黄丸具有明确的解热、镇静作用，对各种原因引起的昏迷均具有复苏及脑保护作用，能对抗苯丙胺的兴奋作用，并能显著延缓阵挛发作、明显对抗惊厥和降低死亡率，这表明该药对大脑皮层有非常显著的抑制作用，对生命中枢有一定的保护作用②。现代药理学研究还发现，该药尚具有保肝、抗炎消肿、镇痛、抗肿瘤、降血压等作用③。

【病案示范】

患者，10 岁，小学生。高热、抽搐、昏迷 3 天。患者 3 天前感冒后出现高热，神昏谵语，痰鸣酣睡，惊厥抽搐，舌红绛、苔黄燥、脉数有力，神经系统检查病理征阳性。经脑脊液检查诊断为病毒性脑炎，西医予抗感染、降颅内压、控制惊厥、纠正水电解质紊乱、营养支持、吸氧、吸痰、保留胃管等治疗，效果不明显。中医会诊后予安宫牛黄丸鼻饲，每日 1 丸，分 2 次鼻饲管注入，24 小时热退，吞咽反射出现，神志转清，36 小时抽搐停止，1 周后病情基本控制。后调理半月出院。

按语：病毒性脑炎属中医暑温、暑风、暑厥、暑痉范畴，多因外感邪毒，风火相生，风、火、痰交结，引起肝风所致，治当清热解毒、豁痰息风开窍为法。本病患者高热、昏迷、抽搐，为邪热入心包，引动肝风，故选取安宫牛黄丸，切中肯綮。

【三层锚定】

（1）第一层机理锚定：温热病，热邪内陷心包，痰热壅闭心窍，高热烦

---

① 黄玉芳，郑榉年．安宫牛黄丸对脑水肿家兔脑内酶的影响［J］．南京中医学院学报，1991，7（2）：3.

② 曾胜，许石隆，潘海珍，等．安宫牛黄丸治疗脑血管疾病的研究进展［J］．中医临床研究，2020，12（15）：3.

③ 孙健，刘辉，艾君涛，等．安宫牛黄丸的药理作用研究进展［J］．中兽医学杂志，2016（3）：81-83.

躁，神昏谵语，或舌謇肢厥，或下利脉实，以及中风窍闭，小儿惊厥属痰热内闭心窍者，应治以清热解毒、豁痰开窍。安宫牛黄丸现用于流行性乙型脑炎、流行性脑脊髓膜炎、中毒性痢疾、尿毒症、脑血管意外、中毒性肝炎、肝性脑病等属痰热昏厥者。

（2）第二层辨证锚定：患儿高热，神昏谵语，痰鸣酣睡，惊厥抽搐，舌红绛、苔黄燥、脉数有力，锚定热、痰、实、闭的辨证要点。

（3）第三层药理锚定：现代药理学研究证实，安宫牛黄丸治疗儿童病毒性脑炎，能迅速降低体温，防止抽搐，减轻昏迷症状，促进昏迷清醒，减轻脑水肿及脑细胞损害，使大脑功能快速恢复①。

二四

八正散

八正散出自《太平惠民和剂局方》：车前子，瞿麦，萹蓄，滑石，山栀子仁，甘草（炙），木通，大黄面裹，煨，去面，切，焙，各一斤。上为散。每服二钱，水一盏，入灯心，煎至七分，去滓，温服，食后，临卧。小儿量力少少与之。

八正散的常用量：车前子，瞿麦，萹蓄，滑石，栀子，炙甘草，木通，大黄各500g。散剂，每服6~10g，灯心草煎汤送服；汤剂，加灯心草，水煎服，用量根据病情酌定。

原治：大人、小儿心经邪热，一切蕴毒，咽干口燥，大渴引饮，心忡面热，烦躁不宁，目赤睛疼，唇焦鼻衄，口舌生疮，咽喉肿痛。又治小便赤涩，或癃闭不通，及热淋、血淋，并宜服之。（《太平惠民和剂局方》）

【方解】

方中栀子清上焦之火，利膈宽胸解郁，提壶揭盖开肺气，瞿麦、萹蓄、滑石、木通运中焦之湿，车前子、大黄渗下焦之水，开膀胱之门，排邪于外，

---

① 张海军，董晓蕾. 安宫牛黄丸在治疗儿童病毒性脑炎中的作用［J］. 中国中西医结合儿科学，2014，6（4）：326-328.

全方共奏上清心肺、中运水湿、下离水邪之功。本方药味精练，方规严明，集大队寒凉降泄之品，泻火与渗湿合法，利水与通腑并治，诸药合用，使湿热之邪尽从二便而去。

【辨证要点】

一湿：正气不足，外感湿邪，故见身重倦怠、苔腻脉滑。

二热：湿郁化热，故见心忡面热、烦躁不宁、口舌生疮、咽喉肿痛、小便赤涩、热淋、血淋。

三闭：三焦气机不畅，故见少腹急或硬满、尿痛、癃闭不通。

四干：津液不布，故见口燥咽干、大渴饮引。

【药理作用】

现代药理学证明，八正散可改善尿道局部的血液循环，改善排尿功能，消除前列腺内尿液反流，减轻对尿道的炎性刺激和机械刺激，使尿频、尿急、后尿道痛、尿不尽症状改善；八正散能抑制大肠杆菌的 P 菌毛表达，使尿道血凝现象消失，黏附尿道上皮细胞抑制，从而起到清洗尿道、控制感染的作用[①]。八正散的抗炎作用能阻止湿热对腺体及上皮细胞的损害，使腺体保持正常的分泌功能，有利于恢复和增强前列腺的分泌功能，使卵磷脂小体增加，白细胞水平下降[②]。

【病案示范】

患者，女，72 岁，2008 年 3 月初诊。自诉反复发生尿频、尿急、尿痛伴腰痛将近 5 年，西医确诊为难治性尿路感染，应用抗生素治疗效果不佳，容易反复，求诊中医。刻下：身重倦怠，腰痛、少腹硬满，尿频、尿急、尿痛，量少、色黄，小便涩滞，余沥不禁，尿道微痒，面色红赤，口燥咽干，舌红、苔黄厚腻，脉滑而数。证属湿热中阻。治宜清热化湿、化气利水。方

① 李碧怡，彭嘉健，邝敏华，等．八正散对急性肾盂肾炎模型大鼠炎症因子和局部免疫功能的影响［J］．中国中医急症，2020，29（12）：2133-2136.

② SUN D X，JIANG J M，WANG D R，et al. Effects of traditional Chinese medicine of different treatment principles on hemagglutination and adhesion of uropathogenic Escherichia coli to uroepithelial cells［J］．Journal of Traditional Chinese Medicine，1987，7（1）：53.

拟八正散加减：车前子、瞿麦、萹蓄、滑石各 15g，栀子、炙甘草、通草、大黄各 6g，茯苓 15g，猪苓 10g，薏苡仁 30g。每日 1 剂，水煎服。服 14 剂痊愈，随访半年无复发。

按语：尿路感染属中医"淋证"范畴，"诸淋者，由肾虚而膀胱热故也"。患者为老年女性，肾气虚衰，加之湿热下注膀胱，肾与膀胱气化失司，故见尿频、尿急、尿痛伴腰痛诸症；且患者病史久远，湿热胶着难化并耗伤肾阴，导致病情迁延难愈。中医治疗此病注重辨明证候虚实，审标本缓急，在辨证的基础上，以八正散加用茯苓、猪苓、薏苡仁三味，疗效突出。猪苓，一则渗上焦之湿，一则滋阴润燥，补益肾中真阴；茯苓味甘淡，主中焦之湿；八正散渗泄下焦之湿并泄热，使全方共成清热泻火、利水通淋之剂。

【三层锚定】

（1）第一层机理锚定：湿热下注膀胱，气化功能失司，故可见尿频、尿急、尿痛，小便不畅，甚则癃闭不通；湿热蕴蒸，故见尿黄、口干；湿热蕴于下焦，使下焦气机不畅，则小腹胀满；津液不布，则口燥咽干。

（2）第二层辨证锚定：依据患者症状表现，锚定八正散辨证要点湿、热、闭、干。

（3）第三层药理锚定：现代药理学证明，八正散对大鼠逆行性大肠杆菌膀胱肾盂肾炎模型具有增加大鼠尿排量和有效清除尿路感染菌的作用；体外实验发现，对大肠杆菌、变形杆菌有较强的抗菌作用，对大肠杆菌、变形杆菌感染小鼠也具有明显的保护效果，能显著降低死亡率。八正散可以抑制急性肾盂肾炎大鼠的炎症反应，提高局部免疫功能，抑制细菌生长[①]。

二五

大定风珠

大定风珠出自《温病条辨》：生白芍六钱，阿胶三钱，生龟板四钱，干地

---

① 徐小平，张瑛．八正散对大鼠膀胱肾盂肾炎病理模型的影响［J］．中药药理与临床，1996，12（4）：7-9.

黄六钱，麻仁二钱，五味子二钱，生牡蛎四钱，麦冬连心，六钱，炙甘草四钱，鸡子黄生，二枚，鳖甲生，四钱。水八杯，煮取三杯，去滓，再入鸡子黄，搅令相得，分三次服。

大定风珠的常用量：生白芍、干地黄、麦冬各 18g，麻仁、五味子各 6g，生龟甲、生牡蛎、炙甘草、生鳖甲各 12g，阿胶 9g，生鸡子黄 2 个。

原治：热邪久羁，吸烁真阴，或因误表，或因妄攻，神倦瘛疭，脉气虚弱，舌绛苔少，时时欲脱者，大定风珠主之。此邪气已去八九，真阴仅存一、二之治也。（《温病条辨》）

【方解】

本方组方严谨，理法甚深，方中阿胶、鸡子黄为血肉有情之品，滋阴养液以息虚风为君药；阴虚则阳浮，故以龟甲、鳖甲、牡蛎介类镇潜之品，以滋阴潜阳，重镇息风，以地黄、麦冬、白芍养阴柔肝，共为臣药；麻仁滋阴润燥，五味子味酸收敛，甘温而润，以上诸药，协助君、臣药加强滋阴息风之效，均为佐药。甘草调和诸药，为使药。本方配伍，以大队滋阴养液药为主，配以介类潜阳之品，寓息风于滋养之中，使真阴得复，浮阳得潜，则虚风自息。

【辨证要点】

一虚：久病脏腑虚损，故见形瘦神倦、脉气虚弱。

二风：温病后期，阴液大亏，水不涵木，虚风内动，故见手足抽搐、耳鸣目眩、筋惕肉瞤。

三热：阴阳失调，阴虚生内热，故见心烦不寐、舌强少苔。

四燥：邪热久羁，灼伤真阴，故见口干咽燥、大便秘结。临床上若阴液虽亏而邪热亢盛者，则不宜用，正如吴鞠通在《温病条辨》中所言："壮火尚盛者，不得用定风珠、复脉。"

【药理作用】

大定风珠对脑出血恢复期阴虚风动证的治疗可能与以下调节机制有关：调节血管平滑肌细胞的分化，减少病理表型的分化，减轻动脉硬化的程度；使内质网应激反应减轻，导致细胞生理功能的恢复及细胞凋亡的减少；减少炎症刺激对 MAPK 通路的激活，以控制炎症的发生、发展；减少血小板的分泌及聚集，改善血液高凝状态，并通过丝切蛋白介导的信号途径，减轻细胞凋亡，减少神经突触功能的破坏；通过甘油醛-3-磷酸脱氢酶的增加，改善大脑功能[①]。大定风珠对帕金森病患者自主神经症状有明显改善作用，且能改善肝肾阴虚型帕金森患者睡眠状态，改善焦虑状态；能改善风湿性舞蹈症、特发性震颤、抽动秽语综合征患者运动症状[②]。大定风珠能显著改善慢性肾衰竭患者骨矿物质代谢紊乱状况，方中牡蛎含 80%~90% $CaCO_3$ 成分，口服经胃酸溶解，一部分吸收入血，升高血钙、抑制甲状旁腺功能亢进，一部分与磷结合，形成难溶性磷酸钙排出体外，降低血磷，阿胶、龟甲、鳖甲含有胶质，有利于骨形成；鸡子黄含丰富的维生素 D，有利于钙吸收和骨基质形成[③]。另外，阿胶所含的多种必需氨基酸有利于提高血浆蛋白与血红蛋白，还有利于铁的吸收与利用，在一定程度上利于纠正肾性贫血[④]。大定风珠有可能通过促使胶原降解代谢，更可能通过抑制肝星状细胞的增殖而抗肝纤维化，也可能通过调控炎症因子间接起抗纤维化作用[⑤]。

【病案示范】

患者，男，62 岁。1 年前出现手指震颤，逐渐扩展及四肢。随意运动时震颤停止，情绪激动时震颤加重。伴有耳鸣耳聋，肢体麻木。诊见表情呆滞，反应迟钝，动作缓慢，口干咽燥，大便秘结，脉象虚弱，舌绛苔少。证属肝肾阴虚，虚风内动。治以滋阴补肾，柔肝息风。予生白芍、干地黄、麦冬各 18g，麻仁、五味子各 6g，生龟甲、生牡蛎、炙甘草、生鳖甲各 12g，阿胶 9g，鸡子黄（生）2 个，全蝎 3g，蜈蚣 1 条。配合盐酸苯海索、多巴丝肼等西药调治月余，病情明显控制，随访 1 年，无大的发作。

按语：帕金森病主要由中脑的黑质神经元变性后引起黑质纹状体通路中

① 陈疆，张扬，熊新贵，等. 大定风珠治疗脑出血恢复期阴虚动风证证效关系的蛋白质组学研究 [J]. 湖南中医药大学学报，2013，33（11）：57-62.
② 唐瑾. 大定风珠对肝肾阴虚型帕金森病非运动症状的影响 [J]. 中国中医药现代远程教育，2017，15（22）：95-97.
③ 吴玉生，李士林，李金花，等. 大定风珠对阴虚风动型慢性肾衰患者骨矿物质代谢紊乱的改善 [J]. 中药药理与临床，1999（1）：39-40.
④ 于兆蓉. 大定风珠汤剂治疗阴虚风动型慢性肾衰 15 例 [J]. 实用医药杂志，2002，19（3）：1.
⑤ 李伟林，王才党，张君利. 大定风珠治疗肝纤维化 30 例临床观察 [J]. 中医杂志，2002，43（7）：2.

单胺类递质多巴胺含量减少所导致，好发于中老年，适当的药物治疗可在不同程度上减轻症状，但目前用于临床的西药均存在着副作用多和耐受性差的缺点，故探索中西医结合路径治疗本病十分必要。本案患者年老气阴衰败，阴亏阳盛，肝风内动，故见肢体震颤。血虚则脉失所养，致筋脉蠕动，肌肉强直。大定风珠用血肉有情之品与滋阴潜阳的三甲、地、冬相互为用，有息风续阴之功。

【三层锚定】

（1）第一层机理锚定：本方证由于肝肾阴亏，迁延日久，耗伤真阴，或误汗、妄攻重伤真阴所致。真阴大亏，水不涵木，虚风内动，故手足瘛疭；真阴欲竭，故形消神倦，脉象虚弱，舌绛苔少，甚至光而干剥，或有时时欲脱之势。此时邪热已去八九，真阴仅存一二。治宜重用味厚滋补药以滋阴养液，填补欲竭之真阴，平息内动之虚风。

（2）第二层辨证锚定：依据患者症状表现，锚定虚、风、热、燥辨证要点。

（3）第三层药理锚定：现代药理研究证明，大定风珠能抗氧自由基，恢复神经细胞功能，保护神经元，从根本上减轻帕金森病的病理损害①。

二六

大黄䗪虫丸

大黄䗪虫丸出自《金匮要略》：大黄十分（蒸），黄芩二两，甘草三两，桃仁一升，杏仁一升，芍药四两，干地黄十两，干漆一两，虻虫一升，水蛭百枚，蛴螬一升，䗪虫半升。上十二味，末之，炼蜜和丸小豆大，酒饮服五丸，日三服。

大黄䗪虫丸的常用量：蒸大黄 75g，甘草 90g，黄芩、桃仁、杏仁、水蛭、虻虫、蛴螬各 60g，芍药 120g，干地黄 300g，干漆、䗪虫各 30g，上十二味，末之，炼蜜和丸小豆大，酒饮服 3g，日三服。现代用法：每服 1 丸，

---

① 明康文. 加味大定风珠治疗肝肾阴虚型帕金森异动症的疗效观察［D］. 广州：广州中医药大学，2007.

温开水或酒送服。

原治：五劳虚极羸瘦，腹满不能饮食，食伤、忧伤、饮伤、房室伤、饥伤、劳伤、经络营卫气伤，内有干血，肌肤甲错，两目黯黑，缓中补虚，大黄䗪虫丸主之。（《金匮要略·血痹虚劳病脉证并治》）

【方解】

方中大黄能逐瘀攻下，凉血清热，起破积聚，推陈致新；䗪虫咸寒入血，攻下积血，有破癥血、消肿块、通经脉之功，合大黄通达三焦以逐干血，共为君药。桃仁、干漆、水蛭、虻虫、蛴螬活血通络，消散积聚，攻逐瘀血；黄芩配大黄，清上泻下，共逐瘀热；桃仁配杏仁降肺气，开大肠，与活血攻下药相配有利于祛瘀血；而地黄、甘草、芍药滋阴补肾，养血濡脉，和中缓急；黄芩、杏仁清宣肺气而解郁热；用酒送服，以行药势。诸药合用，共奏祛瘀血、清瘀热、滋阴血、润燥结之效。本方特点是以通为补，祛瘀生新，缓中补虚。主要用于五劳虚极、正虚而致血瘀之证，主要表现为形体羸瘦、肌肤甲错、两目黯黑、腹满不能食、妇人经水不利、小儿疳积、腹胀腹痛有块等。

【辨证要点】

一虚：本病因"五劳""七伤"致使五脏气血虚损，故见乏力、形体羸瘦、脉细。

二干：瘀血不去，新血不生，血虚不能濡养，故见皮肤干燥、肌肤甲错。

三瘀：肌肤甲错、两目黯黑，舌有瘀点，脉涩。

四闭：中焦虚损，失其健运，故见腹胀满不欲饮食，便难。

【药理作用】

大黄䗪虫丸能够促进肝纤维化恢复，减轻肝脏细胞的损伤与凋亡，改善肝脏的胶原沉积，对酒精性肝纤维化模型小鼠有明显的治疗作用。其抗肝纤维化作用可能与其调节炎症因子白介素-6、干扰素-γ、肿瘤坏死因子-α 和白介素-10 的分泌，最终实现抑制肝星状细胞的活化有关。大黄䗪虫丸可使肝纤维化大鼠病变程度明显减轻，假小叶的形成与胶原纤维的堆积减少，从而发挥抗肝纤维化的作用①。生大黄水浸剂具有保护和修复肾组织的作用，并能降低血中尿素氮水平、延缓慢性肾衰竭的进程，提高动物血清总蛋白量，尤其是其中的白蛋白百分比。水蛭中水蛭素能改善血液流变，增加肾脏血流量，延长纤维蛋白的凝聚时间，防止血栓形成，改善肾脏微循环，保护肾缺血，降低血清尿素氮、肌酐水平，并且能够降低血清肿瘤坏死因子水平。临床研究亦发现，大黄䗪虫丸能够降低蛋白尿、调整脂质代谢，改善血液高凝状态，减轻细胞外基质的沉积，对阿霉素肾病大鼠的肾损害具有一定的保护作用②。大黄的主要成分大黄素通过抑制与肿瘤相关的血管生成，抑制肿瘤细胞的黏附、迁移和播散，负向调节 PI3/AKT 信号通路等，发挥抗肿瘤作用③。大黄䗪虫丸中的大黄有抗血小板聚集和抑制血栓素 A_2（TXA_2）合成作用；黄芩能抑制 TXA_2 和前列环素合成，但对 TXA_2 作用更强；水蛭素为强的抗凝和抗栓物质；地黄、䗪虫、虻虫和水蛭等可以活化纤溶系统和祛除陈旧性瘀血及血栓，大黄䗪虫丸具有明显抗血小板聚集、抗血栓形成、降低全血黏度、提高血浆纤溶酶原活性的作用④。

【病案示范】

患者，女，58 岁，1997 年 5 月 12 日初诊。确诊 2 型糖尿病 12 年，自服格列喹酮、阿卡波糖，血糖控制不理想。1 周前出现双下肢水肿及泡沫尿，查尿常规示尿蛋白（++）、尿糖（++），患者不接受胰岛素治疗而求治中医。诊见：形体消瘦，面色黧黑，口干不欲饮，胸闷，腰酸乏力，夜尿增多，大便干，舌质暗红、边有瘀斑，脉涩。诊断：糖尿病肾病Ⅲ期，中医辨证属肝肾不足，瘀血阻络，气阴两虚。治宜补益肝肾，益气养阴，祛瘀通络。予中西医结合治疗，在西医常规治疗的基础上予大黄䗪虫丸 6g，每天 2 次，饭后服。治疗 1 个月后复查：尿蛋白（+），尿糖（+），余症好转，嘱继续服用

① 钟伟超，周楚莹，高磊，等. 大黄䗪虫丸对小鼠酒精性肝纤维化损伤的保护作用［J］. 中成药，2017，39（12）：2475-2480.
② 孙伟，陈继红，高坤，等. 大黄䗪虫丸对阿霉素肾硬化大鼠系膜基质增生抑制作用的实验研究［J］. 江苏中医药，2008，40（1）：77-79.
③ 郑文利，郑祎，李慧杰，等. 大黄䗪虫丸抗肿瘤作用机制及临床应用研究进展［J］. 国际中医中药杂志，2020，42（6）：609-611.
④ 巩海涛，王雁群，贺广彬，等. 大黄䗪虫丸抗栓作用及机理的研究［J］. 山东医药工业，2002，21（4）：57-58.

大黄䗪虫丸。

按语：糖尿病肾病属于微血管病变，是糖尿病的主要并发症，其符合久病入络、瘀血内结的中医病机，故予大黄䗪虫丸活血祛瘀、缓中补虚。药证相合，故能改善患者临床症状，减少尿蛋白。现代药理研究证明，大黄䗪虫丸具有良好的降血糖、降血脂、降低血液黏滞度、改善微循环、保护肾功能等作用。

【三层锚定】

（1）第一层机理锚定：糖尿病日久，会导致机体产生水饮水湿、痰饮痰浊、癖血浊毒等病理产物，这些病理产物会在体内聚集并且相互作用、相互影响，逐渐发展演变成糖尿病肾病。糖尿病肾病的一个新的病机为邪伏膜原、毒损肾络，邪毒内生，膜原缺乏肾气的庇护，脾脏失于固摄，肾脏功能失司，导致精微物质外泄，尿蛋白形成。

（2）第二层辨证锚定：依据患者症状表现，辨证锚定虚、干、瘀、闭要点。

（3）第三层药理锚定：大黄䗪虫丸具有利尿、改善血流阻滞的作用，能使各脏器组织功能恢复；还可消除蛋白尿，保护肾功能，延缓糖尿病肾病肾衰竭进展的速度，对糖尿病肾病肾功能不全患者可明显降低蛋白尿，以及降低尿素氮和肌酐含量[①]。

二七

济川煎

济川煎出自《景岳全书》：当归三、五钱，牛膝二钱，肉苁蓉酒洗去咸，二、三钱，泽泻一钱半，升麻五、七分或一钱，枳壳一钱，虚甚者不必用。水一盅半，煎七、八分，食前服。

济川煎的常用量：当归 9~15g、牛膝 6g、肉苁蓉 6~9g、泽泻 4.5g、升麻 1.5~3g、枳壳 3g。

---

① 谢帆，吴思雨，许陵冬. 大黄䗪虫丸对慢性肾脏病肾脏保护作用的研究进展［J］. 世界科学技术：中医药现代化，2020（6）：1803-1806.

原治：凡病涉虚损，而大便闭结不通，则硝、黄攻击等剂必不可用；若势有不得不通者，宜此主之。此用通于补之剂也，最妙最妙。（《景岳全书》）

【方解】

方中肉苁蓉温肾助阳、益精润肠为君药，当归养血润肠为臣药，二药同用以增水行舟；佐以气味俱轻浮而升散向上的升麻，以升举阳气，生津润燥；牛膝补肾固本，枳壳行气宽中，泽泻利水渗湿，三药药性趋下，共用可使肠腑气机通降，恢复脾胃升降功能而除秘结。全方共奏温补肾阳，养血润肠之功。

【辨证要点】

一虚：肾虚开合失司，故见腰膝酸软、头目眩晕。
二寒：肾阳不足，故见小便清长、舌淡苔白、脉迟。
三干：开合失司，肠失濡润，传导不利，故见大便秘结。

【药理作用】

单味药研究发现，济川煎中当归的有效成分挥发油能通过刺激胃肠平滑肌、降低胃内残留率、促进胃排空等途径，增加胃肠排出率，提高胃肠运动功能[1]。肉苁蓉总提取物能通过增强肠道收缩力，调节血管活性肠肽、胃动素等胃肠激素表达水平等方式，达到通便效果[2]。枳壳中黄酮类成分亦可加速肠运动，提高胃肠排出率。济川煎可能通过调节老龄大鼠胃肠道胃动素、P物质和生长抑素的释放，再通过神经和体液因素改善老龄大鼠胃肠的运动功能[3]。泽泻具有调节肠道形成新的、稳定的细菌群落结构，改善肠道菌群失调，恢复正常菌数目等药理作用。临床研究证实，济川煎能明显缓解老年慢性功能性便秘患者临床症状，增强胃肠功能，调控血清肠神经递质表达水

① 车彦忠，陈洪宝，安立凤，等．济川煎对老龄大鼠胃肠蠕动的影响及相关机制研究［J］．中国实验方剂学杂志，2007（11）：44-46.
② 顾尽晖，何羽，汤灵娇，等．济川煎对结肠慢传输型便秘模型大鼠血浆SP、肠组织ICC与肠推动力等因素影响的研究［J］．北京中医药，2018，37（5）：410-414.
③ 杨颖，余清华，王宇，等．济川煎对慢传输型便秘大鼠的水通道蛋白影响［J］．中药药理与临床，2019，35（6）：15-19.

平，维持肠道菌群稳态，疗效明显，安全性高①。济川煎可显著提高老龄小鼠脑、肝 SOD 活性，降低脑、肝丙二醛含量，提示济川煎具有一定的抗衰老作用②。

【病案示范】

患者，男，55 岁，1997 年 10 月 12 日初诊。高血压病史 5 年，平素血压控制在 150/80mmHg，近 1 个月来自感头晕目眩，耳如蝉鸣，乏力懒动，食纳欠馨，腰膝酸软，大便秘结，小便清长，手足怕冷，舌淡，脉沉细。证属肾精亏虚，腑气不通。治宜温肾益精，润肠通便，方用当归 9g、牛膝 6g、肉苁蓉（酒洗去咸）9g、泽泻 5g、升麻 3g、枳壳 3g、杜仲 10g、淫羊藿 15g、升麻 15g。服 3 剂药后大便通畅，眩晕、腰膝酸软较前好转，唯耳鸣不减。守方续服 1 周后耳鸣渐少，大便趋于正常；守方加减连服 3 个月，诸症消失而愈。随访 1 年，未见复发。

按语："髓海不足，则脑转耳鸣"，本病患者肾精亏虚，髓海不足，故见头晕目眩、耳鸣。肾精不足，精不化气，肾气不足，气化无权，五液无所主，则聚湿成痰，痰浊内扰，枢机不利，清阳不升，浊阴阻窍，致使眩晕缠绵难愈；清阳不升，浊阴不降，犯于中脘，受纳腐熟失常，故见食纳欠馨；浊阴不降，故见大便秘结；肾虚浊阻，肾阳不展，温煦失职，故见小便清长、手足怕冷之症。本案的眩晕一证，属肾虚浊阻，清阳不升。治选济川煎化裁，温肾益精，润肠通便，方中加杜仲、淫羊藿温阳益精，升麻升清降浊，切中病机，获满意疗效。

【三层锚定】

（1）第一层机理锚定：肾虚开合失司所致。治疗以温肾益精，润肠通便为主。肾主五液，司开合。肾阳不足，气化无力，津液不布，故小便清长；肠失濡润，传导不利，故大便不通；肾虚精亏，故腰膝酸软；清窍失养，则头目眩晕；肾阳亏损，故舌淡苔白、脉象沉细。

---

① 张双喜，张相安，安永康. 济川煎对老年慢性功能性便秘患者胃肠功能、血清肠神经递质及肠道菌群的影响［J］. 中国实验方剂学杂志，2018，24（22）：169-174.
② 肖洪彬，车彦忠，安立凤. 济川煎对老龄小鼠老化相关酶的影响［J］. 中国中医药科技，2006，13（2）：135-135.

（2）第二层辨证锚定：依据患者症状表现，锚定虚、寒、干辨证要点。

（3）第三层药理锚定：现代药理学认为，杜仲分离出木脂素类、苯丙素类、环烯醚菇类及黄酮类物质，可通过多种机制调节人体的血压，进而稳定高血压患者的血压[1]。动物实验发现，淫羊藿能够降低高血压大鼠的血压，抑制心肌细胞凋亡，改善左心室重构和线粒体异常[2]。有研究发现，升麻提取物具有镇静、降压作用[3]。

二八

龙胆泻肝汤

龙胆泻肝汤出自《兰室秘藏》：柴胡梢，泽泻以上各一钱，车前子，木通以上各五分，生地黄，当归梢，草龙胆以上各三分。上剉如麻豆大，都作一服，水三盏，煎至一盏，去粗，空心稍热服，便以美膳压之。

龙胆泻肝汤的常用量：龙胆草 6g，栀子 9g，泽泻 12g，木通 9g，车前子9g，当归 8g，生地黄 20g，柴胡 10g。

原治：阴部时复热痒及臊臭。（《兰室秘藏》）

【方解】

方中龙胆草味苦性寒，入肝胆经，上清肝胆实火，下泻下焦湿热，泻火除湿，两擅其功为君药；栀子苦寒，泻火解毒，燥湿清热；佐以车前子、木通、泽泻清利湿热，使湿热从水道排出；肝经有热，加之苦寒之品，易伤阴血，故以生地黄、当归补肝肾养阴血，以标本兼顾；方用柴胡，是为引诸药入肝胆；诸药共奏泻肝胆实火、清下焦湿热之功。综观全方，泻中有补，利中有滋，火降热清，湿浊分清，循经所发诸症乃可相应而愈。

---

① 姜凌宇，姜月华，郭金昊，等. 杜仲治疗高血压研究进展［J］. 山东中医杂志，2017，36（3）：249-252.

② QIAN Z Q, WANG Y W, LI Y L, et al. Icariin prevents hypertension-induced cardiomyocyte apoptosis through the mitochondrial apoptotic pathway ［J］. Biomedicine and pharmacotherapy, 2017, 88（4）：823-831.

③ 刘勇，陈迪华. 升麻属植物的化学、药理与临床研究［J］. 国外医药：植物药分册，2001，16（2）：55-58.

【辨证要点】

一实：三焦气机不利，故见胁痛、头痛。

二湿：肝木过亢而犯脾，脾虚生湿，故见阴痒、阴湿、筋痿阴汗。

三热："气有余便是火"，凡肝气有余，发生胆火，则多见目赤口苦，耳聋耳肿，尿血赤淋，筋痿阴痛，舌红苔黄，脉数。

【药理作用】

临床研究发现，龙胆泻肝汤能降低毛细血管通透性，对抗二甲苯引起的炎症反应，提示龙胆泻肝汤具有抗炎消肿的药理作用[1]。龙胆草有效成分龙胆苦苷可剂量依赖性降低脓毒症小鼠血清中肿瘤坏死因子-α、白介素-6、肝组织一氧化氮和丙二醛含量，降低谷丙转氨酶、谷草转氨酶、诱导型一氧化氮合酶和髓过氧化物酶活性，通过病理切片显示，龙胆苦苷对脓毒症所致的小鼠急性肝损伤具有保护作用，其作用机制可能与抑制炎症反应及抗氧化有关[2]。在体液免疫方面，龙胆泻肝汤可升高动物血清溶菌酶、溶血素抗体含量和 T 细胞转化率[3]。在细胞免疫方面，龙胆泻肝汤可升高 T 细胞 CD4$^+$ 比例、降低 CD8$^+$ 比例，增加脾指数，增强细胞免疫功能[4]。龙胆泻肝汤具有增加幼鼠胸腺重量，提高巨噬细胞吞噬功能，促进淋巴细胞转化等免疫增强作用[3]。药效学实验证明，龙胆泻肝汤能明显增加胆汁分泌量，对四氯化碳（CCl_4）、半乳糖胺造成的急性肝损伤有护肝作用，中药复方龙胆泻肝丸可保护肝脏，对抗阻塞性黄疸所致肝清除率和肝血流量下降，改善肝脏血流动力学[5]。龙胆泻肝汤中柴胡提取物作用于高危型人乳头瘤病毒 DNA（HPV-

---

[1] 武梅芳，楚立. 龙胆泻肝汤的药理及毒理学实验研究 [J]. 河北中医学院学报，1996，11（1）：1-3.

[2] 徐关丽，陈露露，蔡江辉，等. 龙胆苦苷对脓毒症小鼠急性肝损伤的保护作用 [J]. 激光杂志，2013，34（1）：96-97.

[3] 章健，赵黎，南淑玲，等. 龙胆泻肝汤对正常动物免疫功能的影响 [J]. 中国中医基础医学杂志，2007，13（9）：673-674.

[4] 张泽鑫，黄志凯，曾慕煌，等. 龙胆泻肝汤方的药理研究进展 [J]. 国医论坛，2018，33（4）：67-70.

[5] 张建平，周琰，王林，等. 龙胆泻肝丸对阻塞性黄疸大鼠肝脏转运功能的影响 [J]. 中成药，2007，29（7）：979-980.

DNA）后，能够使病毒停止增殖，表明其对 HPV-DNA 具有抑制作用①。临床研究证实，龙胆泻肝汤还具有一些其他的作用，如抗过敏、降血压、利尿等。

【病案示范】

患者，男，35 岁，2001 年 6 月 5 日初诊。患者半月前因生气感觉两胁胀痛，胸中憋闷，心烦易怒，自服清热泻火药"牛黄解毒片"数日，其症状未见改善。1 周前又感到周身不适，四肢倦怠，伴有低热，当时以为感冒而未在意，次日晨起发现右胁部有疱疹数枚，痒痛难忍，且逐渐增多，疼痛增剧，寝食难安。刻诊：体盛力壮，颜面红赤，白睛布满血丝，胁痛，头痛，舌红，大便秘结，小便赤涩，苔黄厚，脉弦数。右侧脊背部沿第 7、第 8 肋骨向前有密集成簇的丘疱疹，大如绿豆，有的融合成大如蚕豆的水疱，壁较厚未破溃。辨证为肝胆湿热，热毒壅盛。治以清泻肝胆经热毒。方药：龙胆草（酒炒）6g，黄芩（酒炒）9g，栀子（酒炒）9g，泽泻 12g，木通 9g，车前子 9g，当归（酒炒）8g，生地黄 20g，柴胡 10g，生甘草 3g。每日 1 剂，水煎温服。3 剂后疱疹瘪消，热痛渐止，余症亦得到明显改善。遂改龙胆泻肝丸 6g/次，日服 2 次，连服 1 周，病告痊愈。

按语：带状疱疹是病毒感染所引起的一种常见急性疱疹性皮肤病，俗称"缠腰龙"。因其好发于胸腰部，故又称为"缠腰火丹""蛇丹"，其他部位如颜面、下肢也可以发生，称为"蛇串疮"。本例患者因情绪刺激致使肝经实火炽盛，循经发病，在上见颜面红赤，白睛布满血丝，在中见两胁胀痛、疱疹。结合舌红、苔黄厚、脉弦数的舌脉象特点，辨为肝胆湿热，热毒壅盛，投之以龙胆泻肝汤，直达病所，故能取得较好的疗效。

【三层锚定】

（1）第一层机理锚定：相火寄于肝胆，其性易动，动则猖狂莫制，挟身中素有之湿浊，扰攘下焦，则为种种症状。或其人肝阴不足，相火素强，正值六淫湿火司令之时，内外相引，其气并居，则肝胆所过之经，所主之筋

---

① 秦琴，石历闻. 龙胆泻肝汤临床应用及药理研究进展［J］. 国际中医中药杂志，2012，34（6）：554-557.

脉，皆为患矣。一是邪热在肝而袭上，二是邪热扰肝而生湿热，龙胆泻肝汤治法不仅可主治肝热证，还可主治湿热下注证。

（2）第二层辨证锚定：依据患者症状表现，锚定肝经实火、肝胆湿热。

（3）第三层药理锚定：研究发现，龙胆泻肝汤中栀子提取物对于疱疹病毒有效[1]。体外对疱疹病毒的抗病毒实验发现，龙胆泻肝汤随着药物浓度的增加，抗病毒活性亦增强，和病毒所致的特征性细胞病变的抑制程度亦具有相关性[2]。现代药理学研究发现，龙胆苦苷、柴胡、黄芩、栀子苷均能明显减少醋酸引起的小鼠扭体反应，改善醋酸所致疼痛，具有良好的镇痛作用[3]。故从现代药理的角度出发，本例应用龙胆泻肝汤，既能有效针对病毒感染的"本"，又能实实在在解决疼痛难忍的"标"，可谓直达病所，取效可期。

二九

平胃散

平胃散出自《太平惠民和剂局方》；苍术去粗皮，米泔浸二日，五斤，厚朴去粗皮，姜汁制，炒香，陈皮去白，各三斤二两，甘草炒，三十两。上为细末，每服二钱，以水一盏，入生姜二片，干枣二枚，同煎至七分，去姜、枣，带热服，空心、食前，入盐一捻，沸汤点服亦得。

平胃散的常用量：苍术（去黑皮，捣为粗末，炒黄色）120g，厚朴（去粗皮，涂生姜汁，炙令熟）90g，陈皮（洗令净，焙干）60g，甘草（炙黄）30g。共为细末，每服4~6g，姜、枣煎汤送下；或作汤剂，水煎服，用量按原方比例酌减。

原治：脾胃不和，不思饮食，心腹胁肋胀满刺痛，口苦无味，胸满短气，

---

① 陈雷，王海波，孙晓丽，等.龙胆苦苷镇痛抗炎药理作用研究［J］.天然产物研究与开发，2008，20（5）：903-906.
② 陈薇.龙胆泻肝汤加减联合抗病毒药物治疗带状疱疹的系统评价［J］.世界最新医学信息文摘，2020，20（94）：3-5.
③ 于莹，黄海量，杨海昊，等.龙胆泻肝汤（丸）治疗带状疱疹的系统评价［J］.中国实验方剂学杂志，2016，22（5）：226-230.

呕哕恶心，噫气吞酸，面色萎黄，肌体瘦弱，怠惰嗜卧，体重节痛，常多自利，或发霍乱，及五噎八痞，膈气反胃，并宜服。（《太平惠民和剂局方》）

【方解】

方中苍术燥湿运脾升脾气，厚朴行气化湿，陈皮理气安中降胃气，甘草调和诸药，全方合"治湿先顺气，气顺湿自消，治胃在运脾，脾运胃自健"之意，共奏脾升胃降、平运胃气、调中治安之效。

【辨证要点】

一湿：脾运不健，湿浊停聚，故见痰饮痞膈、怠惰嗜卧，体重节痛，舌苔白腻而厚，脉缓。

二滞：心腹胁肋胀满刺痛，胸满短气。

三积：脾运不健，饮食积滞，故见脘腹胀满、宿食不消、满闷吐泻、食少无味。

【药理作用】

平胃散能改善湿阻中焦证大鼠的胸腺重量、胸腺脏器系数、白介素-2、肿瘤坏死因子-α、CD4$^+$、CD8$^+$和CD4$^+$/CD8$^+$等指标[1]。平胃散中苍术所含有的苍术酮、桉叶醇具有显著的抗炎、护胃保肝、抗病毒、抗胃溃疡、促进胃肠功能及镇痛等作用[2]；厚朴中含有的厚朴酚可显著抑制血小板在血浆中的聚集，能够促进消化液分泌[3]；陈皮中含有的挥发油可以温和刺激胃肠道，促进消化液分泌，并有一定的抗炎作用[4]；甘草中含有多种活性物质，其中甘草酸苷和三萜类物质具显著的保护胃黏膜、抗消化性溃疡、抗过敏及部分解毒作用。平胃散不仅能有效干预痰湿体质人群血脂异常前的中医证候，而

[1] 王琦越，杨旭，陈继兰，等．探讨湿阻中焦证对大鼠胸腺免疫功能影响及平胃散干预作用［J］．辽宁中医药大学学报，2017，19（5）：32-34．

[2] 高杰，曹春雨，贺蓉，等．大黄、苍术对正常大鼠胃肠激素水平的影响［J］．中国实验方剂学杂志，2012，18（9）：220-224．

[3] 罗凤娟，王建，马骁，等．远志-厚朴配伍对厚朴酚、和厚朴酚胃肠代谢的影响［J］．中国实验方剂学杂志，2013，19（7）：154-158．

[4] 李庆耀，梁生林，褚洪标，等．陈皮促胃肠动力有效部位的筛选研究［J］．中成药，2012，34（5）：941-943．

且能显著降低血脂各项理化指标①。平胃散可能影响湿阻中焦证大鼠糖酵解途径中血清葡萄糖含量②。平胃散可减轻糖脂代谢紊乱小鼠的肥胖程度，改善糖脂代谢紊乱小鼠血脂、血糖、胰岛素水平③。

【病案示范】

患者，男，38 岁，干部，2001 年 3 月 2 日就诊。感冒后近 1 周，脘腹胀满，呕逆，伴纳差体倦，厌油，嗳气或矢气则腹胀减，舌苔厚腻，脉缓而有力。证属：气滞湿阻中焦，胃失和降。治宜理气燥湿，和胃降逆，佐以宣肺渗湿。用苍术 12g，厚朴 9g，陈皮 6g，甘草 3g，杏仁 5g，白蔻仁 10g，薏苡仁 30g。服药 3 剂，舌苔变薄，呕逆止。再 3 剂，诸症悉除。

按语：吴鞠通曰"肺主一身之气，气化则湿亦化"，湿化则胀消，因此，此案治用三仁宣上、畅中、渗下，意在宣畅三焦气机，令气畅则湿化。本例患者正气不足，病邪犯肺系卫表，肺失宣肃，因肺为脾之子，子病及母，中焦气弱，运化失健，导致痰湿内盛、气机阻滞而发病。本病为本虚标实之证，本为正气不足，肺脾两脏虚弱，标为气滞，湿浊内停。《素问·标本病传论》云"先病而后生中满者治其标"，结合上述症状和舌脉象，故投之以平胃散合三仁汤加减化裁，化湿浊，消气滞，脾胃健则正气存。方中君药苍术苦辛温燥主升，最善于燥湿运脾；臣以厚朴苦辛温散主降，功偏于宽中下气，燥湿除满。主辅相伍，化湿浊，健脾胃，升降相宜，相得益彰。以苦温之陈皮为佐，理气化滞，和胃，结合杏仁、白蔻仁、薏苡仁宣畅气机化湿，加强气畅湿化之效，后加炙甘草，可健脾益胃，又能调诸药。

【三层锚定】

（1）第一层机理锚定：张景岳云："平胃者，欲平治其不平也，此东垣为胃强邪实者设，故其性味从辛从燥从苦，而能消能散，惟有滞、有湿、有积者宜之。"因此，平胃散的运用指征，应以"有湿、有滞、有积"为依据。

① 高静静. 平胃散对血脂异常病前状态（痰湿质）的临床疗效观察 [D]. 长春：长春中医药大学，2015.
② 陈芳，张丰华，黄秀深，等. 平胃散不同提取部位对湿阻中焦证大鼠糖酵解途径的影响 [J]. 湖南中医杂志，2018，34（2）：134-136.
③ 林小凤，廖凌虹，陈继承，等. 平胃散对糖脂代谢紊乱小鼠脂血糖和 HNF-1β 表达的影响 [J]. 中国实验方剂学杂志，2018，24（16）：103-108.

（2）第二层辨证锚定：依据患者症状表现，锚定"有湿、有滞、有积"的辨证要点。

（3）第三层药理锚定：药理研究表明，平胃散复方对治疗急性胃炎有确切疗效，且可以显著降低患者血清胃泌素和血浆胃动素水平[1]。

三〇

升阳益胃汤

升阳益胃汤出自《脾胃论》：黄芪二两，半夏汤洗，此一味脉涩者宜用，人参去芦，甘草炙，以上各一两，防风以其秋旺，故以辛温泻之，白芍药，羌活，独活以上各五钱，橘皮连穰，四钱，茯苓小便利、不渴者勿用，泽泻不淋勿用，柴胡，白术以上各三钱，黄连二钱。上㕮咀，每服三钱，生姜五片，枣二枚，去核，水三盏，同煎至一盏，去粗，温服，早饭、午饭之间服之。

升阳益胃汤的常用量：黄芪 30g，半夏、防风、白芍、羌活、独活各9g，陈皮、人参、炙甘草各6g，茯苓、柴胡、泽泻、白术各5g，黄连1.5g。

原治：脾胃之虚，怠惰嗜卧，四肢不收，时值秋燥令行，湿热少退，体重节痛，口苦舌干，食无味，大便不调，小便频数，不嗜食，食不消。兼见肺病，洒淅恶寒，惨惨不乐，面色恶而不和，乃阳气不伸故也。（《脾胃论》）

【方解】

方中重用黄芪益气固表为君，配以人参、白术、甘草，有益气健脾之功，兼以和胃燥湿为臣。白术、半夏、陈皮、茯苓同用有益胃化湿之效，湿去而阳气得升，柴胡可升举清阳之气卫外，防风、羌活、独活升阳燥湿，泽泻利水渗湿，使湿热从小便解，白芍助黄芪调和营卫，少入黄连苦泄散热，佐以大枣、生姜养胃和营。全方共奏升阳益气、健脾化湿之功，主治饮食无味，食不消化，脘腹胀满，头眩耳鸣，怠惰嗜卧，面色㿠白，体重节痛，口干苦，大便不调，小便频数，兼见肺病、微恶风寒等症。

---

[1] 李现雷. 平胃散加减治疗急性胃炎临床研究 ［J］. 河南中医，2017，37（5）：3.

【辨证要点】

一虚：中焦脾气虚、胃阳弱而见乏力、舌淡、脉缓无力。

二表：中焦脾胃虚弱，正气不足，外邪易犯，故见恶寒，亦有云"有一分恶寒便有一分表证"。

三湿：脾虚生湿，故见倦怠嗜卧、身体酸痛、肢节疼痛、苔白腻。

四热：脾胃虚弱，阴火上冲，故见口苦、舌干。

【药理作用】

临床研究证实，升阳益胃汤具有抗疲劳功效，且在应用 15 天时能对小鼠发挥其抗疲劳作用，其机制可能为通过调节物质代谢，增加运动耐力，提高乳酸脱氢酶的活力，加速肌肉中过多乳酸转变为丙酮酸，减少血乳酸的生成，增强小鼠身体对负荷的适应性，减少小鼠在大量运动负荷下的蛋白质与氨基酸的分解，减少血清尿素氮，从而起到抗疲劳的作用[1]。升阳益胃汤能减少大鼠胃黏膜及腺体的损害并促进其再生修复，其保护胃黏膜、防治萎缩性胃炎的机制之一可能与其抑制细胞的凋亡、降低细胞凋亡指数、减少细胞被刺激因素有关[2]。升阳益胃汤具有促进糖尿病胃轻瘫患者分泌胃肠激素的作用，从而改善患者胃肠动力，改善患者消化吸收功能，使患者血糖得以平稳控制，糖化血红蛋白下降，进而使患者各项症状得到良好控制[3]。

【病案示范】

蔡某，女，35 岁，2012 年 8 月 12 日初诊。因尿中泡沫增多 1 年余就诊。1 年前因尿中泡沫增多，伴有双下肢水肿，血压升高至 150/90mmHg，于外院诊为慢性肾炎，予以降血压、免疫抑制、护胃治疗后症状有所好转。半年前因私自停药，泡沫尿、水肿、血压升高等症状加重，住院治疗后血压控制尚可，但尿蛋白持续不降，仍伴有水肿。近 3 个月来，伴头晕眼花，饮食无

---

① 冯玉华，阎润红，段剑飞. 升阳益胃汤抗疲劳的实验研究［J］. 中国实验方剂学杂志，2008，14（8）：60-62.

② 张永丽. 升阳益胃汤对萎缩性胃炎大鼠胃组织形态和细胞凋亡率的影响［D］. 兰州：甘肃中医学院，2014.

③ 刘鹏程，王建中，祝梅君，等. 升阳益胃汤对 2 型糖尿病胃轻瘫患者胃肠激素的影响［J］. 四川中医，2007，25（8）：67-68.

味，口苦舌干，畏寒乏力，腰困酸痛，大便稀溏，欲求中药一试故来就诊。查体：面色萎黄，颜面浮肿，舌淡胖，边齿痕，苔白腻，脉缓无力。血压135/80mmHg，尿蛋白（++++），尿红细胞28/HP，尿潜血（++）。西医诊断为慢性肾炎。中医诊断为尿浊，证属脾肾气虚，湿浊内蕴，治宜健脾补肾，益气升阳，化湿祛浊。处方以升阳益胃汤加减，药用：黄芪15g，炒白术10g，红景天10g，茯苓15g，防风15g，羌活10g，独活10g，清半夏12g，陈皮9g，泽泻15g，甘草6g，积雪草10g，六月雪10g，叶下珠10g，炒蜂房10g，丹参10g，车前子10g，制附子6g。每日1剂，水煎服，守方7剂。

二诊：头晕眼花、饮食无味、畏寒乏力、腰困酸痛、水肿均较前改善，大便正常。尿蛋白（+++），尿红细胞22/HP，尿潜血（++）。效不改方，原方继服14剂。

三诊：现无乏力、纳差、头晕，偶有腰痛，四肢轻度水肿。尿蛋白（+），尿红细胞15/HP，尿潜血（+）。上方去附子、羌活，加桑寄生15g，服14剂。

四诊：无腰痛、水肿，尿蛋白（±），尿红细胞8/HP，尿潜血（+）。

按语：慢性肾炎是以蛋白尿、血尿、水肿、高血压为主要临床表现的一种慢性肾脏疾病，其病程以起病缓慢、病程长、迁延反复为特点。根据其临床表现可归于中医"尿浊"范畴。本病因中焦虚损，运化无力，升清无度，谷气下流，脾失固涩，肾失其封藏，精微下注而发病，中焦气虚，失其健运，水湿内生，故见水肿，失其运化，故见饮食无味、面色萎黄；腰为肾之府，肾虚，故见腰痛；湿浊内生，困阻清阳，故见头晕眼花。以健脾补肾、益气升阳、化湿祛浊为法，使清升浊降，精摄正复，水归气化而肿消，精微固矣。故选方升阳益胃汤，加积雪草、六月雪、叶下珠清热利湿，丹参活血化瘀，红景天益气健脾，附子补脾肾阳气，炒蜂房攻毒祛风止痛。

【三层锚定】

（1）第一层机理锚定：肾者，胃之关也，关门不利，故聚水而从其类也。脾无正行，于四季之末各旺一十八日，以生四脏，也就是说，心、肝、肺、肾四脏中都有脾胃，都有胃气。"升阳"，既包括使阳气上升外达，即"伸"阳，使阳气舒展；也包括恢复中焦气机升降，即恢复"脾升"；"益胃"，既包括补益肺气、胃气，也包括运脾和胃，即恢复"胃降"。

（2）第二层辨证锚定：依据患者临床表现，锚定虚、表、湿、热的辨证要点。

（3）第三层药理锚定：现代药理学发现，积雪草苷合大黄素能够抑制炎性细胞因子肿瘤坏死因子-α 上调所致的肾局部 C3 过度产生，具有保护肾功能、延缓病程进展的作用①。六月雪提取物具有增强机体免疫的作用②，能减少慢性肾脏病蛋白尿，降低血尿素氮及肌酐水平③。叶下珠具有抗炎的功效，对肾炎水肿有一定效果④。露蜂房可能是通过抑制炎性介质，进而阻碍抗原呈递细胞对抗原的处理，干扰淋巴细胞识别抗原，阻断原淋巴细胞的增殖，从而发挥免疫抑制功能⑤。丹参可减轻肾小管间质损伤，减少蛋白尿，减轻肾小球硬化程度，延缓肾损伤进展⑥。升阳益胃汤及其拆方可以改善复合应激因素致慢性疲劳模型大鼠的肾功能⑦。

---

① 朱晓玲，王永钧，张迎华，等．积雪草苷合大黄素对肿瘤坏死因子 α 诱导的肾系膜细胞 C3 表达的影响［J］．中国临床药理学与治疗学，2006，11（4）：414-417.
② 韩晶晶，柳航，郭培，等．六月雪全草化学成分研究［J］．中药材，2016，39（1）：94-97.
③ 孙响波，于妮娜．六月雪治疗肾脏疾病探源［J］．中医药导报，2013，19（10）：127-128.
④ 孙传铎，陈晓慧．叶下珠属植物的化学成分与药理研究进展［J］．临床医药实践，2012，21（6）：452-455.
⑤ 吴德全，陈明，黄跃南，等．露蜂房对淋巴细胞与胰岛混合培养系统中淋巴细胞转化的影响［J］．中国普外基础与临床杂志，2007，14（2）：168-170.
⑥ 田江明，李均．丹参及其单体成分防治肾纤维化的机制研究进展［J］．中医药导报，2023，29（5）：204-207.
⑦ 冯玉华，杨育同．升阳益胃汤及其拆方改善复合应激因素致慢性疲劳模型大鼠肾功能的研究［J］．中国中西医结合肾病杂志，2019，20（2）：134-135.

感悟篇

GAN WU PIAN

千百年来，中华民族之所以能够历尽苦难而岿然屹立于世界之林，中医功不可没。作为中华文明的璀璨珍宝之一，中医药为华夏民族的生生不息提供了坚实的保障与守护。

千磨万击还坚劲，任尔东西南北风。

一、辨证论治——不可动摇的中医根基

辨证论治是一种有别于西医辨病治疗体系的、起源于朴素辩证思维及东方文化的中医诊疗方法。作为中医认识疾病和治疗疾病的基本原则，辨证论治是对中医诊疗精髓的高度概括。

从字面理解，"辨"有判断、区别之义，即对通过各种途径所获取的资料进行分析、综合、判断，并得出结论的过程。于中医而言，就是对望、闻、问、切四诊所获取的病情资料进行分析、综合的过程。"证"是极具中医特色的一个用词，指中医理论中对于疾病某一阶段的生理病理本质的高度概括，除此之外，"证"还可以理解为证据、证明。辨证即是通过辨明证据，综合分析，概括出疾病病机的思辨过程，"论"就是讨论、考虑，"治"指代治疗。综上，辨证论治是指通过理性思维，综合分析所有能够反映疾病存在和变化的证据，概括出疾病现阶段的基本病机，然后据此病机给予对应治疗的过程。简而言之，就是"辨证据，得病机，拟治法，定方药"。再简言之，即中医"理、法、方、药"的确立过程①。

恩格斯说"只有清晰的理论分析才能在错综复杂的事实中指明正确的道路"，而清晰的理论分析取决于思维方法。辨证论治的思维起源在《易经》。《易经》作为集自然科学和社会科学于一体的哲学著作，是我国自然哲学与人文实践的理论根源，被誉为"大道之源"，其蕴含的古代辩证思维，在中医理论体系形成和发展的过程中，起到了框架式的支撑作用。在这种思维框架下，通过对世间万物普遍联系又对立统一、始终斗争又不断变化的关系进行思考，接受天人合一观念、五行生克理念、自然中和思想、意向思维、混沌思维等中国哲学思维的逐渐渗透，结合各时代对人体病理生理变化的认识，在大量临床实践的不断反馈总结中，中医辨证论治逐渐形成②。

《黄帝内经》《难经》运用阴阳、五行学说，强调了"天人合一"及人

① 黄红喜，张梓健，刘洁，等.中医思维刍议［J］.光明中医，2023，38（1）：56-59.
② 王鹏伟.浅论中医学与自然哲学［J］.医学与哲学，2003，24（1）：60-61.

体内部协调统一的整体观念，阐明了因时、因地、因人制宜等辨证论治的原则，并全面地论述了人的生理、病理、诊断、治疗及疾病预防理论，成为中医辨证论治的"理""法"之源；《神农本草经》汇集了汉以前的药学知识，依据性能、功效，将药物分成上、中、下三品，记述了四气五味、药物炮制、贮藏等药物学理论，开创君臣佐使、七情和合的药物配伍方法，为辨证论治的"药"物之源；《汤液经法》虽已亡佚，然经过考证，亦有"经方渊源"之说，成为辨证论治的"方"之源。至汉代张机著《伤寒杂病论》，以六经论伤寒、脏腑论杂病，创立了理、法、方、药浑然一体的辨证论治体系，将中医基础理论与临床诊疗密切结合，为辨证论治奠定了坚实的理论与实践基础。之后经过晋唐、宋元、明清各个时代医家的持续努力，逐渐完善出诸如经络辨证、卫气营血辨证、三焦辨证等等基于不同角度的辨证论治思路。

受到古代唯物论和辩证思维的影响，辨证论治关注的是生命个体病变后的整体状态变化及与外界的相互关联，不割裂疾病与人体的一体性与共存性，与西方医学重视疾病"共性与普遍性"的辨病理念不同。有别于西方医学"糖高降糖""脂多降脂"的针对性治疗，中医辨证论治不割裂疾病与治疗，不着眼于治疗具体的症，而是从整体出发，以调整"证"为目标，力求使生命机能恢复至平衡状态。另外，"证"可"因人""因时""因地"而发生动态变化，因此常常出现同病不同证、同人不同证及同人不同时不同证等等"证随人见""病无定证"的辨证结果，治疗上也灵活变通，故而会有同病异治、异病同治的差异性处理。这种针对疾病发展过程中不同质的矛盾运用不同方法解决的原则，就是辨证论治的精神实质。作为极具东方文化特色的医学学科，辨证论治是中医学发展和进步的灵魂所在，也是几千年来中医疗效得到保障的坚实根基①。

二、不期修古，不法常可——与时俱进的立体辨证之路

从伏羲九针、黄帝岐伯论经脉、神农尝百草的上古"三世医学"，到

---

① 姚春鹏．中国传统哲学的气论自然观与中医理论体系——兼论中西医学差异的自然观基础 ［J］．太原师范学院学报（社会科学版），2006，5（4）：1-6.

《黄帝内经》这部中医药理论巨著的形成；从汉张仲景熔理法方药为一体，奠定中医辨证论治基础，到金元四大家及近现代各个医学流派争相绽放、百家齐鸣；从阴阳对立统一、五行生克平衡的哲学理论到吸纳整合人体生理病理，中医并非一成不变、固守成规，而是在坚守本质的基础上，随着历史的发展演变，逐渐调整、完善与成长。然而自18世纪工业革命开始后，随着机械制造时代、电气化时代、信息技术时代的相继来临，人类社会及生存环境发生了爆炸式改变，较之中医和缓的前进速度，西方医学呈现出爆炸式的快速崛起。

有别于中医宏观的、整体的、动态的哲学思维，建立在还原论基础上的西方医学，随着显微镜及实验、量度的应用，通过实验分析的方法，用物理和化学理论了解人体生理和病理变化的细节及规律，将复杂的事物逐渐分解并简单化、机械化，随之而来的是人体解剖、血液循环、细菌、细胞病理等学说的纷纷崛起，西方医学对生命的早期认识虽然机械地撇开了生命体作为一个整体的关联性，但是借助迅猛发展的自然科学技术的帮助，其在器官、组织和细胞层次上进行的诸多研究，仍旧极大地开启了我们对人体的结构与功能、疾病症状与机制的认知，客观上提高了人类对人体和疾病的认识水平。20世纪以来，随着各学科专业间的交叉渗透，生物学、电子学、工程学、信息学等的现代先进技术的不断加入，以及系统论思想的影响，现代医学逐渐发展成了以系统辨证为特点的综合性学科。神经学说、内分泌学说、体液学说、免疫学说、稳态学说、应激学说、受体学说相继建立并逐步发展，极大地拓展了人类对生命现象的认知和理解。在微观领域，通过借助生物学技术，人类不仅完成了一系列核酸序列、蛋白质立体结构的测定，还开创出了人工合成蛋白、人工基因重组，甚至人工基因编辑等生命科学技术；在宏观领域，开始关注局部与整体、整体与环境之间的辩证、动态、系统的联系，认识到生命体既有一定的自然属性，又有不同程度的社会属性，人体是一个不断自我更新、自我复制的开放系统，同其所生活的环境存在着紧密联系，并意识到人的生理活动、心理活动、病理活动与社会、自然之间存在着某种关联和影响，从而逐步建立起"人-环境系统""人-自然-社会系统"的新的现代医学观念。当代医学的这种局部与整体、微观与宏观、内因与外因、人体与环境辩证统一的理念，是人类认识上的一次飞跃，同时也与中医学对于人体与疾病、与社会及自然环境之间互相联系、互相影响的整体观、天人合一观不谋而合。

不论中医还是西医，研究目的都是了解人类生、老、病、死的规律及防治疾病的方法，如果将这种共同目标比作待攀缘的山峰，中医和西医的研究便是基于不同的理论体系，各自选择了一条从不同方位出发但是均能通往顶峰的路，不论是先从临床实践经验中总结理论再回归临床、指导临床的中医药学，还是先实验分析将结果用之临床，待遇到问题再返回实验继续调整的西方医学，都是在为人类的生存问题不断求索攀登，中西医都存在不可忽略的缺点，也各有自己的优势，道路没有对错之分，而越近顶峰，越接近健康与疾病的本质，中西医互相之间的认知也会越发趋同，互相参考借鉴，才能最终殊途同归。

辩证法认为，一切事物都是处于永恒地变化发展中的。中医学的发展不应是泥古不化、一成不变的，正视现代医学的进步，借鉴先进的医学技术，在坚守辨证论治本质的基础上兼容并包，与时俱进，将视野转向多角度、多层次的立体化辨证，不期修古，不法常可，与时俱进地探索中医立体辨证之路。

何为中医双重锚定辨证？窃以为是以辨证论治为核心，借助现代实验室检查及微观辨证、同时符合中药药理的中医辨证法。辨证论治如上所述，下文将尝试从微观辨证及现代中药药理角度加以理解。

三、他山之石可以攻玉——借力现代影像、实验室检查及微观辨证

医学有中西起源之分，而技术不当有"界"。通过融合当代影像技术、计算机技术、生物化学技术等领域先进的成果，现代医学迅猛发展，不断推动和刷新着人们对于疾病的认知和发现。中医虽然强调坚守传统的内核，却并没有在飞机高铁时代还泥古不化地驾着马车踽踽独行。他山之石可以攻玉，先进的检测技术与手段既然只是前进的工具，便不当有"界"别之分，亦当为兼容并包的中医所参所用。光学显微镜、电子显微镜、内窥镜等突破视觉限制，深入过去眼睛所不能企及的微观领域，听诊器、超声波打破听觉局限，探测耳朵无法辨识的声音，不断丰富的医学技术，无一不在突破传统五官对望闻问切四诊所能收集到疾病信息的极限，极大地拓展了传统四诊所

能获取的疾病信息①。

传统的中医辨证过去因受限于五官感受的极限，多在宏观领域进行，通过对望闻问切四诊所收集的临床资料进行综合分析，在中医理论指导下，对于疾病的病位、病性等本质作出判断，继而得出相应的辨证，并据之作出对应的治疗，宏观辨证一直以来都是中医引以为傲的特色与优势。然而随着疾病谱的发展变化和现代检验技术的进步，人们对健康要求的普遍提高，很多过去并无自主症状，而仅是靠着理化检查或病理检测结果异常得以被发现的疾病，如仅见转氨酶升高的肝功能异常、血糖轻度升高的糖耐量异常、尿检中出现蛋白或者血细胞的肾功能异常，甚至无任何症状表现的早期肿瘤，等等，无一不对借助传统四诊辨证论治的宏观辨证提出了新的挑战与要求。作为临床上这些大量存在的，按传统辨证方法"无证可辨"的，而通过实验室微观检测又确切存在的"隐潜证"难题，解决的根本之法便是从微观辨证角度求索。

《灵枢·外揣》篇："远者，司外揣内，近者，司内揣外，是谓阴阳之极，天地之盖。""远"是指通过观察人体体表的变化以揣测人体内里的变化，这便是宏观辨证的思维方向；"近"是指通过人体内里的变化推测表现于外的变化，这即是微观辨证的思路。前者通过传统四诊，"司外揣内"，后者借用现代化的指标和检查手段，明确微观变化，"司内揣外"。

微观辨证的概念由沈自尹于 1986 年首次提出，其定义为：在临床上收集辨证素材的过程中，引用现代科学，特别是现代医学的先进技术，发挥他们长于较深入的层次上，微观地认识机体的结构、代谢和功能的特点，更完整、准确、本质地阐明证的物质基础，从而为辨证微观化奠定基础。简言之，就是借助医学技术从器官、细胞、亚细胞、分子，甚至基因水平等较微观层次上辨别"证"，从而为中医临床诊断治疗提供一定客观依据，即用微观的检验理化指标认识与辨别中医证候②。

微观辨证可以弥补宏观辨证观察事物方法之不足，拓宽了辨证的范畴，

① 冷雪，战丽彬，贾连群，等. 中西医结合实验技术与方法课程思政建设实践与探索［J］. 卫生职业教育，2023，41（12）：45-48.
② 夏淑洁，王义军，朱龙，等. 知识图谱视角下微观辨证的研究主题及演化趋势［J］. 中国中西医结合杂志，2022，42（9）：1063-1071.

对中医治疗各个系统隐潜疾病发挥了重要的指导作用①。以肾脏病领域为例，长期以来，基于宏观辨证，传统中医将各种肾脏病归于"水肿""尿浊""关格""肾风""肾痹"等范畴，由此可知，古代对于肾脏病的认识是建立在对症状观察和对病因分析的基础上，随着实验室检查、影像学、肾活检病理技术等的逐渐普及，隐匿起病的肾脏病越来越早地被发现和诊断。当患者实验室检查发现尿蛋白、红细胞及血肌酐异常，而主观表现不明显，出现"寡证"时，传统的四诊信息便显示出辨证局限性，此时借助实验室检查及肾脏病理检查的微观辨证则开始大放光彩，并从微观角度对肾脏疾病进行中医证的认识和治疗指导。如肾活检病理提示肾脏病变以系膜细胞及系膜基质增生、炎细胞浸润、壁层上皮细胞增生形成新月体改变为主，可辨为阳证、实证；对于某些发病迅速、传变较快的肾脏疾病，与中医学六淫之邪中"风邪"致病特点相似，可辨为风证；当发现肾小球入球小动脉及毛细血管壁发生玻璃样变，内皮细胞和/或上皮细胞肿胀、肥大，与宏观辨证中的"痰阻"较为一致时，则可辨为痰证，毛细血管腔狭窄或闭塞、管腔内微血栓形成则可从瘀阻角度出发，辨为瘀证；肾小球的节段性或球性硬化、纤维化的新月体形成则可归于肾脏微型癥瘕的"积证"等②。不论是"风""火""痰""瘀"证，还是"阴""阳""浊""毒"证，这些"证"的得出，都是中医辨证思维在微观领域的体现和发挥。

微观辨证的提出，并没有摒弃中医传统宏观辨证，相反，两者是相互依存、密不可分的整体。以微观的实验室指标作为对传统宏观辨证的补充，可以更完整、更准确、更本质地阐明"证"的物质基础，既增加了立体辨证的深度，又提高了中医辨证的准确性和客观性。

四、工欲善其事，必先利其器——中药药理学的推动

中医自古医药不分家，在辨证论治思想指导下的遣方用药是中医实现疗效的利器，中药的发展是中医实现辨证论治不断发展进步的重要工具。中国

---

① 钟俐芹，盛丹，刘旺华，等．从微观到"近"微观辨证：源流、争议及展望［J］．中国中医药信息杂志，2024，31（3）：8-12.
② 王永钧．肾脏病理与微观辨证［C］//中国中西医结合学会．第10届全国中西医结合肾脏病学术会议论文集．2009：17-21.

传统本草学中的"药理"概念主要指药物的四气五味的自然属性及药物的配伍使用。金元时期，药理探讨风盛，著述颇多，以易水学派为主的气味薄厚、法象药理学说成为当时药学理论的主流，这种潮流使中医从经验用药逐渐走向理论用药。从发展历史来看，《神农本草经》和《本草纲目》先后为中药药理学早期经验积累作出了巨大的贡献。随着近代西方实验药理学逐步发展，吗啡、奎宁、抗生素等的不断诞生，革命性地改写了西方医学的治疗困境，使得西方医学在短短百年时间内加速前进。在此背景下，20 世纪 20 年代，一大批留洋归国的爱国精英们，为了弘扬"国药"精粹，利用他们所掌握的先进科学理论和实验技术及先进设备，满怀热忱地投入祖国药理研究的事业之中。1923 年，以陈克恢为代表的中外学者于北京协和医学院药理实验室通过对当归、麻黄药理作用的研究，开创了近现代中药药理研究的先河，并取得了国际领先的成绩。紧随其后，大批留学回国的爱国学子纷纷加入国内各大研究机构及医学院校。新中国成立以后，我国学者开始对大量单味药进行研究。60 年代开始结合中医药理论研究中药及方剂，70 年代后期开始注意中药治则治法研究，90 年代以来，复方、作用机制和不良反应的相关研究开始增多。从最初脱离中医药理论，单纯研究中药化学成分及其生物作用到后来逐渐回归传统医学理论，结合中药"四气五味""升降浮沉""归经配伍"等，不仅验证了传统的治疗功效，还不断开发出中药新的治疗用途，打开了新世界的大门①。

经过现代中药药理学的证实，清热解毒类中药，如金银花、连翘、蒲公英、大青叶、白花蛇舌草、板蓝根、马齿苋、穿心莲等，有广谱抗菌、抑制病原微生物的作用，对金黄色葡萄球菌、溶血性链球菌、百日咳鲍特菌、伤寒沙门菌、铜绿假单胞菌等均有不同程度的抑制作用。明确了中药在抗菌、抗病毒及各种病原微生物方面的优势②。而活血化瘀类药物，如丹参、赤芍、当归尾、红花、川芎、郁金、苦参、三七、斑蝥、土鳖虫、全蝎、水蛭等，可通过改善甚至消除平滑肌的痉挛症状、扩张毛细血管、增强血管中的氧含量、抗血小板聚集等作用改善人体循环状态，从而改善微循环，说明此类中

① 赵际勐. 中国近代中药药理学简史 [D]. 北京：中国中医科学院，2012.
② 张诗航. 清热解毒类中药的药理作用及临床应用 [J]. 当代医药论丛，2018，16（21）：196-197.

药在微循环领域及提高免疫力、抗癌、抗增生方面有巨大潜力①。除此之外，单味中药对机体产生的生理病理学影响也不断被认识，如金银花可以通过恢复巨噬细胞功能，增加白介素-2的产生，达到提高机体免疫力的作用；鱼腥草素通过提高血清备解素水平增强免疫；穿心莲、黄连及栀子可降血压、防止心肌受损；板蓝根通过降低毛细血管通透性改善血液循环；等等。量效关系的引入，侧面印证了中医不传之秘在于量，验证了中药的双向调节作用，以半边莲为例，其少量服用时可起到升高血压、兴奋心脏效果，而大量服用则可起到抑制心脏功能、降低血压、减少心肌损伤的作用。此外，诸如青蒿抗疟、调节免疫，治疗系统性红斑狼疮；砒霜抗癌，治疗急性早幼粒细胞白血病；红曲降血脂、旋覆花降血糖、姜黄素抗氧化抗炎等中药或其主要化学成分的疗效也源源不断地被开发和验证②。中药这座神奇的宝库，在现代中药药理学的开发下，不仅为现代医学攻克疾病开辟了丰富的新道路，也为当代中医遣方用药提供了极具参考价值的视角与启发。如肺热咳嗽的治疗，确定清热止咳的治法后，可从众多清肺热的中药里，选用清肺热又经药理证实对肺炎链球菌、金黄色葡萄球菌有抑制作用的黄连、鱼腥草等效果更好。而治疗支气管哮喘，在止咳平喘的立法上，酌情选用止咳平喘药中经药理证实具有松弛支气管痉挛作用的百部和有祛痰作用的紫菀等，并将所选药物根据中药配伍原则进行组方，往往疗效极佳③。面对疾病，在辨证论治原则指导下，拟定治法治则，选方组药时强调君、臣、佐、使主次兼顾，遣药配伍时揣度气味归经、升降浮沉、相须相使、有毒无毒，结合现代中药药理，在具体药物的选择上，优先考虑使用经药理试验证明对该病理改变具有确切改善作用的药物，这便是立体辨证优势的发挥。简而言之，治疗使所用药物既符合中医辨证论治选方用药原则，又对相关病理改变具有明确的针对性，将中药药理研究的结果回归临床、服务临床，极大丰富了中医辨证论治的内容，且有效地提高了中医辨治的疗效。

作为中医学的精华之一，中药是中医对抗疾病的最有力武器，随着现代

---

① 陈希西，韩嵩，樊根豪，等．活血化瘀类中药现代药理学研究进展［J］．天津中医药，2023，40（2）：250-257．
② 徐砚通，王钊．后基因组时代的中药现代化研究——中药化学和中药药理学展望［J］．中国中医基础医学杂志，2001，7（2）：18-20．
③ 戴逸飞．基于系统药理模式探索中药寒热药性的分子基础［D］．北京：中国中医科学院，2018．

中药药理学的渗入，使得人们加深了对中药的理解，解答了过去对中医遣方用药"知其然，不知其所以然"的困惑，同时也从一个新的视角指导了中医临床用药，丰富了辨证论治内涵。

双重锚定辨证不是为了创造概念而刻意提出的词语，而是随着当今社会及科技的进步，中医辨证必然会呈现的趋势。面对社会变迁与科技革新，一直以来为中华民族繁衍生息作出重大贡献的祖国医学，不该被缚于"一个枕头三根指头"的脸谱化形象而挤出历史舞台，而应以其与时俱进的姿态与气度积极吸纳先进的技术和理念，在发挥辨证论治特色的基础上，兼容并包，再续辉煌。

后　记

　　书稿终于画上了句号，但我心中丰富的感悟还在不停激荡，不吐不快。

　　从撰写初稿到现在，我在经方与时方的殿堂里熏陶了三十余年，收获了许多时方、经方疗效体验，也对"效如桴鼓""四两拨千斤"有了一些认识。这三十余年也包括我在第四批全国中医临床优秀人才研修项目培养的三年，这三年培养期内我聆听了包括院士、国医大师、全国名中医、岐黄学者、优秀中医药学科带头人在内的诸多中医大家的有关中医经典的讲座，受到了启发，萌生了对中医双重锚定辨证研究的热情。

　　我在临床之余，整理医案，撰写了关于古方新解新用感悟的系列文章，今整理成册，取名《古方新解新用》。本书定位于古方的新解新用，是基于中医主观疗效评价体系和现代医学客观疗效评价体系的双重锚定、中医传统辨证和微观辨证的双重锚定及辨证用药与中药药理用药的双重锚定的新解新用。首先，强调现代中医明理不单是明中医特有的传统之理，还明当代医疗体系语境下的理，二者有机融合，互不矛盾。其次，宏观辨证与微观辨证挖掘要深，双重锚定使其从中西医双方来看都具有科学性、合理性。再次，主观疗效评价与客观疗效评价要双重兼顾，使每一个病案的疗效体现其真实性、客观性。总之，从新的角度解读古方，在呈现渊源有自的同时，最大限度地结合现代医学，把新的观点渗透到中医中，使之有较强的理论性、可读性，并使读者在感受古方疗效的同时，从深层次了解双重锚定辨证的原理，悟到一些哲理，得到一些启发。

　　该书的编撰历经三年，其间得到研究生汪焱、冯雨林、谢帆、凌鑫隆在资料收集等方面的大力支持，在此，对他们一并表示谢忱。我还要感谢国家中医药管理局第四批全国中医临床优秀人才研修项目、温州市中医院的支持和帮助。

　　学然后知不足，教然后知困。中医学博大精深，余常自感绠短汲深，水平有限，书中难免有错谬不足之处，期待前辈及同仁不吝指教及斧正。

董飞侠

2024 年 12 月